A solução da imunidade

A solução da imunidade

7 semanas para uma VIDA com mais SAÚDE

DR. LEO NISSOLA

Rio de Janeiro, 2023

A solução da imunidade

Copyright ©2023 STARLIN ALTA EDITORA E CONSULTORIA LTDA.

Copyright © 2023 Leo Nissola.

ISBN: 978-85-7881-687-2

Translated from original *The Immunity Solution*. Copyright © 2023 Leo Nisola e Frist Bio Research. ISBN 978-1-68268-763-5. This translation is published and sold by Countryman Press, the owner of all rights to publish and sell the same. PORTUGUESE language edition published by Alaúde, Copyright © 2023 by STARLIN ALTA EDITORA E CONSULTORIA LTDA.

As informações apresentadas neste livro são a opinião do autor e não constituem qualquer conselho médico ou de saúde. O conteúdo deste livro é para fins informativos apenas e não se destina a diagnosticar, tratar, curar ou prevenir qualquer condição ou doença. Nem a editora nem o autor podem garantir a completa precisão, eficácia ou adequação de qualquer recomendação específica em todo respeito. Por favor, procure o conselho do seu médico para suas preocupações pessoais de saúde antes de seguir os conselhos de saúde deste livro.

Impresso no Brasil — 1ª Edição, 2023 — Edição revisada conforme o Acordo Ortográfico da Língua Portuguesa de 2009.

Dados Internacionais de Catalogação na Publicação (CIP) de acordo com ISBD

N727s   Nissola, Leo
       A Solução da Imunidade: 7 Semanas para uma Vida Com Mais Saúde / Leo Nissola ; traduzido por Ana Clara Vieira da Fonseca. - Rio de Janeiro : Alta Books, 2023.
       240 p. : il. ; 15,7cm x 23cm.

       Tradução de: The Immunity Solution
       Inclui índice.
       ISBN: 978-85-7881-687-2

       1. Autoajuda. 2. Saúde. I. Fonseca, Ana Clara Vieira da. II. Título.

2023-1668   CDD 158.1
                   CDU 159.947

Elaborado por Vagner Rodolfo da Silva - CRB-8/9410

Índice para catálogo sistemático:
1. Autoajuda 158.1
2. Autoajuda 159.947

Todos os direitos estão reservados e protegidos por Lei. Nenhuma parte deste livro, sem autorização prévia por escrito da editora, poderá ser reproduzida ou transmitida. A violação dos Direitos Autorais é crime estabelecido na Lei nº 9.610/98 e com punição de acordo com o artigo 184 do Código Penal.

O conteúdo desta obra fora formulado exclusivamente pelo(s) autor(es).

Marcas Registradas: Todos os termos mencionados e reconhecidos como Marca Registrada e/ou Comercial são de responsabilidade de seus proprietários. A editora informa não estar associada a nenhum produto e/ou fornecedor apresentado no livro.

Material de apoio e erratas: Se parte integrante da obra e/ou por real necessidade, no site da editora o leitor encontrará os materiais de apoio (download), errata e/ou quaisquer outros conteúdos aplicáveis à obra. Acesse o site www.altabooks.com.br e procure pelo título do livro desejado para ter acesso ao conteúdo..

Suporte Técnico: A obra é comercializada na forma em que está, sem direito a suporte técnico ou orientação pessoal/exclusiva ao leitor.

A editora não se responsabiliza pela manutenção, atualização e idioma dos sites, programas, materiais complementares ou similares referidos pelos autores nesta obra.

Alaúde é uma Editora do Grupo Editorial Alta Books

Produção Editorial: Grupo Editorial Alta Books
Diretor Editorial: Anderson Vieira
Editor da Obra: Ibraíma Tavares
Vendas Governamentais: Cristiane Mutüs
Gerência Comercial: Claudio Lima
Gerência Marketing: Andréa Guatiello

Assistente Editorial: Gabriela Paiva
Tradução: Ana Clara Vieira
Copidesque: Rafael de Oliveira
Revisão: Karina Pedron, Thamiris Leiroza
Diagramação: Joyce Matos
Capa: Joyce Matos

Rua Viúva Cláudio, 291 — Bairro Industrial do Jacaré
CEP: 20.970-031 — Rio de Janeiro (RJ)
Tels.: (21) 3278-8069 / 3278-8419
www.altabooks.com.br — altabooks@altabooks.com.br
Ouvidoria: ouvidoria@altabooks.com.br

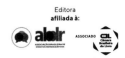

A todos os sobreviventes.

A Ivo e Ana, que me desafiaram a ser e a me tornar, apesar das adversidades.

Para Ben, cujo amor e apoio possibilitaram minha pesquisa, minha longa jornada de trabalho e a publicação deste livro.

Para Sandra e Brian,
cuja resiliência me inspira todos os dias.

Para Padmanee e James, cujos avanços científicos alteraram o curso da história humana.

À luz, que permite a nossa existência partilhada, e ao amor, que une a todos.

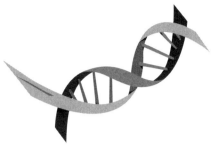

AGRADECIMENTOS

Um livro não é apenas um conjunto de palavras, é uma coleção de "sins" de pessoas que concordam em embarcar em uma jornada com você. Tudo começa com os seus pais, seus verdadeiros primeiros professores, guiando-o à medida que você descobre o mundo. E continua, caso tenha sorte, durante a sua vida com outros mestres, amigos e professores. Nesta vida, parece que o professor sempre aparece quando o aluno está pronto. Aqui, agradeço a um seleto grupo de pessoas que concordaram em trabalhar em meus projetos, encorajaram-me ao longo do caminho e possibilitaram-me expressar meus pensamentos sobre a existência. Sem vocês, nada disso seria possível, então, por favor, aceitem minha sincera gratidão.

Ao Centro de Câncer M.D. Anderson, na Universidade do Texas, cuja missão de #endcancer é alcançada diariamente, bem como ao Instituto Parker de Imunoterapia para o Câncer, cuja pesquisa resultou em descobertas inovadoras.

Agradecimentos especiais a Padmanee Sharma e James P. Allison, cujo trabalho desafiou o status quo da ciência médica, alterou o curso da história e salvou centenas de milhares de vidas. Trabalhar com vocês é uma bênção.

A Brian Wallach, a pessoa viva mais incrível que conheci, por dedicar seus minutos, suas horas e seus dias em benefício dos outros. Se pudéssemos ter mais Brian Wallachs no mundo, poderíamos alcançar a verdadeira paz na Terra.

VIII AGRADECIMENTOS

À minha amada família: minha avó Maria Salvador Nissola, que suportou muito e, ainda assim, tinha tanta alegria para dar e vender; minha avó Tereza Rosa Florindo, que sempre teve um sorriso para dar esperança e palavras de sabedoria para compartilhar; meu tio João Roberto Florindo, que me ensinou que a vida deveria ser um jogo de amor, riso e excitação; e sempre, aos meus pais amorosos, Ana Rosa Nissola e Ivo Nissola, que apoiaram de todo o coração meus esforços educacionais e me ensinaram a amar incondicionalmente.

Muitos mentores inspiraram e encorajaram o meu trabalho e a minha vida. Sumit Subudhi, M.D. e Ph.D., é o melhor oncologista que conheço; Ramy Ibrahim, M.D., é o melhor desenvolvedor de medicamentos que conheço; Monica Maz-zurana, M.D., tem a melhor abordagem de pacientes que já vi; Ricardo Cunegundes, M.D., foi um chefe maravilhoso; Bruno Pagnoncelli, M.D., ensinou-me muito mais do que apenas medicina. John Tass-Parker uma vez salvou a minha vida de uma nevasca no topo de uma montanha.

Dezenas de pessoas impulsionaram a minha vida e este projeto. É impossível listar todas, mas enaltecerei algumas muito especiais: a incrível Ana Carolina Porto, M.D., de quem sinto falta todos os dias; Bruna Mara Paiva, M.D., que sempre atende às minhas ligações no meio da noite; Beatriz Dalpino, o exemplo perfeito de disciplina e bondade; Wendy Guarisco e Kelly George, cujo trabalho tornou tudo possível; a maravilhosa Deb Swacker, cuja energia ilumina o mundo; Clare Gannon e Jano Cabrera, que me adotaram como se fosse um deles; Scott Mulhauser, o melhor amigo que eu poderia pedir; Nate Rawlings, que graciosamente editou minha primeira obra de opinião nacional; Shirley Jump, que é uma mágica com as palavras; Sandra Abrevaya, cujas meticulosas habilidades de pesquisa devem ser ensinadas em escolas de medicina em todo o mundo. Agradecimentos especiais a Pamela Harty, minha agente, e James Jayo, meu editor na Countryman.

Essas pessoas moldaram grande parte da minha vida e do meu trabalho. Sem elas, eu não seria quem sou. Um simples agradecimento não é suficiente para retribuir tanto apoio.

SUMÁRIO

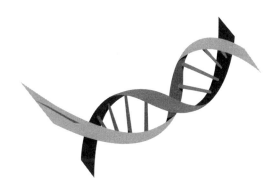

    Introdução   1

PRIMEIRA PARTE: AS DEFESAS DO SEU CORPO   7

    1. Time Da Casa: Seus Sistemas Imunológicos   9

    2. Influência Genética: O Impacto Do Seu Dna   25

    3. O seu microbioma: germes bons, maus e feios   39

    4. Ligações Quebradas: Quando os Sistemas Dão Errado   53

    5. Longo Prazo: Vivendo com Vírus   67

SEGUNDA PARTE: SEU FUTURO MAIS SAUDÁVEL   83

    6. Informação é poder   85

    7. O Poder Dos Hábitos   103

    8. O Futuro da Medicina   125

X SUMÁRIO

TERCEIRA PARTE: O PROTOCOLO DE SOLUÇÃO DA IMUNIDADE 141

Visão geral do programa 143

Semana 1. Conheça a si mesmo 145

Semana 2. Monitore a Sua Saúde 165

Semana 3. Coma Melhor 175

Semana 4. Durma Melhor 189

Semana 5. Movimente-se 193

Semana 6. Acalme sua Mente 199

Semana 7. Suplemente Melhor 209

Manutenção: Alimentação Celular 213

Notas 219

Índice 227

INTRODUÇÃO

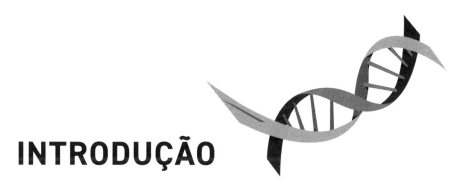

"Conhecer a si mesmo é o começo de toda sabedoria."
— ARISTÓTELES

O câncer mata milhões de pessoas todos os anos. Ele levou embora meus familiares, assim como os seus e de tantos outros. Esse valentão biológico — o imperador de todos os males, como Siddhartha Mukherjee o descreve lindamente — reina como um mestre das surpresas, atingindo quem menos esperamos, quando menos esperamos.

Por concepção, seu sistema imunológico combate células anormais e previne o câncer, entre outras doenças, mas, ao longo de sua vida, ele pode facilmente sofrer danos. Deficiências no sistema imunológico podem transformá-lo em um combatente exclusivo de doenças, fazendo com que você fique propenso a enfermidades. Hoje em dia, cerca de 17 milhões de pessoas, só nos Estados Unidos, vivem com câncer. Outros 10 milhões de norte-americanos comprometeram as suas defesas e, pelo menos, 3,5 milhões sofrem de uma doença autoimune. Para algumas enfermidades, a causa exata permanece obscura. Sabemos que, no caso da artrite reumatoide (AR), por exemplo, o mecanismo subjacente envolve o sistema imunológico atacando as articulações. A AR afeta cerca de 25 milhões de pessoas no mundo, mas a ciência por trás das primeiras origens da doença permanece desconhecida.

Quando nasci, no Brasil, o presidente João Figueiredo governava o país, o último de uma série de ditadores que chegaram ao poder depois de um golpe militar ocorrido há aproximadamente duas décadas. Em 1982, o ano em que nasci, os bioquímicos suecos Sune Bergström e Bengt Samuelsson e o farmacologista britânico John Vane receberam o Prêmio Nobel de Medicina pela descoberta de prostaglandinas, um composto envolvido em reações inflamatórias no corpo humano. Sua pesquisa levou a uma nova categoria de drogas que inibem uma enzima chamada COX, que pode surgir em duas formas. A primeira afeta especificamente o revestimento do estômago, e a segunda, a inflamação em geral. Os fabricantes de medicamentos chamavam esse novo grupo de anti-inflamatórios não esteroides (AINEs). Mas o alívio da inflamação e da dor que os AINEs proporcionam tem um alto custo. O uso de AINEs a longo prazo pode ocasionar erosão gástrica, úlceras e sangramento grave. Então, os desenvolvedores de medicamentos, querendo atingir apenas a inflamação, desenvolveram um AINE chamado rofecoxib, que a Merck vendeu como Vioxx. Após a aprovação regulatória, mais de 80 milhões de pessoas tomaram Vioxx. Por ser uma doença progressiva, a artrite reumatoide pode provocar dor constante e facilitar o surgimento de articulações inchadas em todo o corpo. Ela se desenvolve em fases, começando com inflamação inespecífica, seguida de inflamação crônica e, em seguida, dano tecidual — em muitos casos, grave. Alguns anos após o início dos sintomas de AR, a condição da minha avó Maria piorou rapidamente. Ela sofria com dores terríveis nas mãos, nos pulsos e nos joelhos. A agonia afetou sua mobilidade e levou a cirurgias de substituição do quadril e de outras articulações. No sul do Brasil, onde morava, ela não tinha acesso a uma grande variedade de tratamentos de vanguarda. Além de substituir as articulações danificadas, tudo o que os seus médicos puderam fazer foi prescrever anti-inflamatórios, incluindo Vioxx.

Estudos posteriores da Food and Drug Administration (FDA) determinaram que tomar rofecoxib levou a um risco aumentado de morte por ataques cardíacos, acidentes vasculares cerebrais e hemorragia gastrointestinal. Antes de o fabricante retirar voluntariamente o Vioxx do mercado, estima-se que ele tenha matado centenas de milhares de pessoas em todo o mundo, incluindo a minha avó. Uma vez apontado como um remédio maravilhoso, o Vioxx se tornou um fracasso absoluto do sistema de aprovação e da visão geral de drogas nos Estados Unidos.

A morte dolorosa e precoce da minha avó despertou meu interesse profissional em imunologia, autoimunidade e desenvolvimento de medicamentos. Meu compromisso com o legado dela me impulsionou a encontrar maneiras seguras de ajudar a curar as pessoas. Dediquei minha vida profissional ao tratamento do câncer e à liderança dos esforços de educação sobre a importância de um sistema imunológico saudável, porque a melhor maneira de curar o câncer é, antes de tudo, impedi-lo de surgir.

Há uma década, iniciei minha pesquisa em autoimunidade, focando-a no lúpus sistêmico. Mais tarde, atuei como médico principal para ativos de medicamentos multibilionários na Johnson & Johnson, bem como em outras empresas farmacêuticas e de biotecnologia de ponta. Trabalhando no Centro de Câncer MD Anderson, na Universidade do Texas, conheci James Allison, Ph.D., que recebeu o Prêmio Nobel de Medicina por suas descobertas de regulações imunológicas negativas que levaram a novas drogas de imunoterapia para combater o câncer. No Instituto Parker de Imunoterapia para o Câncer, eu atuei como cientista líder em vários estudos clínicos de fase inicial para pacientes com cânceres avançados e difíceis de tratar.

O trabalho da minha vida exigiu sacrifícios e decisões difíceis. Quando a minha avó Maria morreu, não pude ir ao seu funeral porque estava fazendo as provas finais de anatomia na faculdade de medicina. Quando minha outra avó, Tereza, faleceu, eu estava ajudando pacientes com câncer no MD Anderson e não podia viajar para estar com ela em seus momentos finais. Quando o câncer pancreático metastático levou meu tio João, eu estava realizando testes para pacientes com câncer no Instituto Parker durante os momentos mais sombrios da pandemia de covid-19 em que as restrições de viagem me impediram de dizer adeus pessoalmente. Esse é o preço que outros pesquisadores e eu pagamos pelo trabalho que fazemos e pelo compromisso em dar às pessoas um pouco mais de tempo para viver da melhor forma e criar lindas memórias. Não queremos que ninguém precise se despedir mais cedo do que o necessário. O processo de me tornar um imunologista não pareceu tanto uma escolha pessoal, mas uma missão crucial para entender as complexas interações entre nosso corpo e o mundo externo.

Em uma reviravolta do destino, enquanto eu liderava os ensaios clínicos de imunoterapia, diagnostiquei meu pai com um câncer raro do sistema imunológico. Sempre com uma saúde excelente, ele mal suava, mesmo quando trabalhava duro. Então, do nada, em dezembro de 2020, começou a ter suores noturnos. Sentia-se estranhamente cansado. Algumas semanas depois, pouco antes do Natal, conversou comigo por uma chamada de vídeo para dizer "oi". Meu pai parecia cansado e mais magro do que o normal. Perguntei se ele havia sentido ou notado algo de diferente recentemente. Sua descrição de como se sentia imediatamente soou como "sintomas B". Em oncologia, os sintomas B apresentam indícios mais avançados de câncer, o que significa que a doença é sistêmica — espalhada pelo corpo

— e não localizada em uma área específica. Febres, suores noturnos que o encharcavam e uma perda não intencional de mais de 10% do peso corporal ao longo de seis meses se enquadram nessa categoria de sintomas. Com os sintomas B presentes, o prognóstico geralmente parece sombrio, porque eles preveem uma alta probabilidade de metástase, o que significa que o câncer se espalhou.

Eu estava na Califórnia, e o meu pai, no Brasil. Milhares de quilômetros e bloqueios pandêmicos nos separavam. Diagnosticar um familiar com câncer é o pior medo de um médico, e tudo o que pude fazer foi pedir exames laboratoriais, de imagem, e ter esperança.

Os resultados dos exames confirmaram o diagnóstico que eu temia: neoplasia linfoproliferativa metastática, um tipo de câncer no qual as células individuais crescem incontrolavelmente em vez de em uma única massa. Mas eu tinha motivos para ter esperança. Avanços inovadores na imunoterapia podem ajudar a controlar esse tipo de câncer em particular e, no caso dele, realmente foram de grande valia. Ele é um dos sortudos, os seus sintomas foram reduzidos devido à pesquisa que eu e os outros conduzimos. A combinação de drogas que ele toma liberta os freios que impedem algumas das suas células imunológicas de destruírem células cancerígenas.

Mas seu diagnóstico chamou a minha atenção para que eu educasse as pessoas sobre o poder das capacidades que o corpo tem de combater doenças. Parte dessa missão é explicar como todos podem aproveitar o poder do sistema imunológico e evitar essas doenças terríveis. Não posso ser o médico de todos, mas com este livro posso mostrar como fortalecer suas defesas para que você possa permanecer saudável, evitar doenças e viver mais.

Seus sistemas de defesa naturais são nada menos que milagrosos. Enquanto você vive seu dia e dorme à noite, milhões de processos relacionados à imunidade, que preservam sua saúde e o protegem de danos, estão acontecendo dentro de você. Ao compreender a sua composição genética e o impacto de suas escolhas alimentares e seu estilo de vida, você pode aprender muito sobre a capacidade do seu corpo de se defender e sobre o que pode fazer para evitar que adoeça. Ao adotar uma abordagem proativa quanto à saúde, você pode melhorar a sua saúde geral, redefinir o seu sistema imunológico e afastar doenças futuras.

Este livro contém um guia prático, orientado pela ciência, com um passo a passo (Terceira Parte) para mostrar exatamente quais ações realizar e o que evitar. Colocar o conhecimento em ação nem sempre é fácil, porque requer romper maus hábitos, como o consumo exagerado de alimentos e álcool, o excesso de estresse e um estilo de vida desequilibrado. Também requer o desenvolvimento de bons hábitos ao longo da vida, incluindo comer e dormir melhor, acalmar a mente e tomar os suplementos certos quando necessário. Mas as melhorias no seu bem-estar farão com que a jornada valha a pena.

A boa medicina se apoia nos ombros da ciência mais recente, assim como este livro. Quando a covid-19 empurrou o sistema imunológico para a conversa internacional, os funcionários do governo, a mídia e outras organizações recorreram à minha expertise para ajudar milhões de pessoas a entenderem a ciência e guiá-las através dela. Este livro fará o mesmo por você, ajudando-o a ver a ligação entre o seu sistema imunológico e as doenças que afetam bilhões de pessoas no mundo.

Neste livro, você encontrará as chaves para desbloquear o poder do seu sistema imunológico com o meu Protocolo de Solução de Imunidade de sete semanas, uma dieta de imunidade de três semanas e a prática de alimentação celular. Com esses guias, você pode transformar sua saúde em questão de semanas, otimizando seu sistema imunológico e fortalecendo-o contra bactérias, vírus e doenças que entram em sua vida todos os dias. Quando seu sistema imunológico opera em sua melhor forma, a inflamação em seu corpo reduz, o que — bônus! — atrasa o processo de envelhecimento e pode ajudar algumas pessoas a perderem peso extra.

Às vezes, é preciso uma perda profunda e pessoal para nos lembrar de que a vida não é um esporte de espectadores. Esse tipo de dor muda quem somos e molda quem nos tornamos. Entender isso faz com que eu seja um médico com uma mensagem, um imunologista com um plano. Faça um balanço dos entes queridos que perdeu e use as suas memórias para convocar a motivação para mudar o seu futuro.

Agora, vamos começar.

PRIMEIRA PARTE

AS DEFESAS DO SEU CORPO

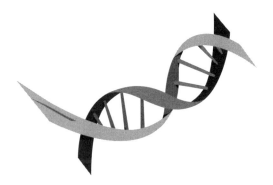

1.

TIME DA CASA: SEUS SISTEMAS IMUNOLÓGICOS

"Se você não é o seu próprio médico, é um tolo."
— HIPÓCRATES DE CÓS, o pai da medicina

Faltam cinco minutos para o fim das eliminatórias da Copa do Mundo, e o placar continua empatado. Dois times preparados no centro do campo. Tudo parece estar contra os azarões: o tempo está frio, o campo está molhado, este não é o seu território e eles têm menos experiência. Mas quando toca o apito e a bola entra em campo, os azarões mantêm uma linha defensiva contra o outro time, muito agressivo. Eles têm o que é preciso para ganhar: uma equipe e, como a equipe deles funciona bem em conjunto, eles vencem.

Os sistemas de defesa do seu corpo atuam como o time vencedor. Diferentes componentes, atuando em diferentes funções, trabalham juntos para ajudá-lo a combater um resfriado ou até mesmo vencer o câncer. Centenas de voleios ofensivos tentam romper as defesas do seu corpo todos os dias, mas, na maioria das vezes, você permanece saudável porque o seu sistema imunológico impede que esses invasores avancem. Trilhões de células dentro de você trabalham constantemente para mantê-lo seguro. Todos os dias, elas lutam contra legiões de bactérias e vírus. Se as suas células forem fortes, apoiadas pelos seus genes e bons hábitos, vencerão quase todas as batalhas. Se elas crescerem fracas, os invasores podem romper sua linha defensiva, gerando câncer, diabetes, doenças cardíacas e outras enfermidades. Manter um sistema imunológico saudável é a chave para viver mais e de forma mais saudável. Ele funciona melhor do que qualquer creme milagroso no mercado, e o melhor de tudo, já está dentro de você. Você só precisa fazer boas escolhas que o mantenham, e ele fará o resto.

Os médicos sabem muito sobre o sistema imunológico porque ele está na raiz de quase tudo o que acontece no corpo. Por sorte, você não precisa ter um diploma de medicina para entender as incríveis interações químicas que acontecem dentro de você, assim como não precisa ser eletricista para usar uma lâmpada corretamente. Mas entender como a eletricidade funciona o ajudará a descobrir qual interruptor acionar.

O QUE É O SISTEMA IMUNE?

O seu sistema imune é o seu exército pessoal. Pense nele como um escudo entre o seu corpo e as bactérias, os vírus e os poluentes causadores de doenças no mundo.

O sistema mais diverso do seu corpo consiste em mecanismos complexos que interagem entre as células, enviam sinais, filtram substâncias e protegem os seus tecidos. Seu propósito, no entanto, é simples. Combater patógenos, que são germes causadores de doenças (bactérias, fungos, parasitas, vírus). Ele remove ameaças potenciais do corpo, como farpas. Protege-o de substâncias potencialmente nocivas, como produtos químicos tóxicos, identificando e neutralizando essas substâncias na corrente sanguínea. Combate os efeitos de substâncias químicas causadoras de doenças, toxinas e agentes cancerígenos. Evita que você adoeça. Se ele não pode conter uma ameaça completamente, trabalha para limitar os danos.

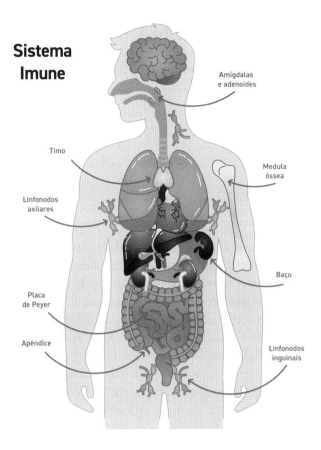

Pessoas imunocomprometidas têm escudos danificados ou inexistentes que as tornam altamente suscetíveis a tudo, até mesmo ao resfriado comum. Pessoas que vivem com câncer, HIV descontrolado, lúpus sistêmico ou distúrbios imunológicos genéticos podem desenvolver infecções que pessoas sem essas limitações não desenvolvem. Isso ocorre em mulheres grávidas, que naturalmente sofrem de alguma deficiência imunológica durante a gestação. (No pós-parto, o sistema imunológico volta ao normal.)

A beleza do sistema de defesa natural do seu corpo é que, enquanto ele estiver fazendo o seu trabalho, você mal percebe que ele existe. Às vezes, no entanto, ele pode reagir agressivamente a uma ameaça percebida. Quando isso acontece, você pode desenvolver alergias ou seu sistema imunológico pode atacar células normais, resultando em um distúrbio autoimune. É por isso que é tão importante entender como o sistema funciona, o que pode ajudar ou atrapalhar seu funcionamento.

ONDE ESTÁ O SISTEMA IMUNE?

No seu corpo. Todos estes componentes trabalham juntos para formá-lo:

- Medula óssea.
- Sistema complemento.
- Sistema linfático.
- Baço.
- Timo.
- Glóbulos brancos.

Você provavelmente já ouviu falar em medula óssea e glóbulos brancos, mas daremos uma olhada em cada uma dessas partes do sistema. Os cientistas acreditam que as células imunes se originam de precursores na medula óssea, a responsável por produzir células brancas e vermelhas do sangue. Os glóbulos brancos, como soldados, combatem infecções. A medula óssea também contém células-tronco, que podem se diferenciar em uma ampla gama de tipos de células, seja para produzir novas células ou substituir as danificadas. O sistema complemento é constituído por proteínas que ajudam a desencadear respostas inflamatórias e a combater infecções. O sistema linfático, uma rede de pequenos tubos que correm pelo seu corpo, recolhe um fluido chamado linfa de seus vários tecidos. Ele também é o responsável por recolher células mortas e bactérias, e depois filtrar os resíduos através de pequenos nódulos em forma de feijão. As infecções podem causar inchaço dos gânglios linfáticos, às vezes resultando em dor no pescoço, na garganta ou nas axilas. O baço também combate os germes, mas sua função continua se ampliando à medida que os cientistas aprendem mais sobre ele.

A maioria das pessoas nem percebe que o timo, um órgão minúsculo, existe. Localizado na parte superior do tórax, ele amadurece as células T, que são armazenadas em órgãos como adenoides, apêndice, intestino, baço, amígdalas e entre outros. Como os gânglios linfáticos, o timo ajuda a remover patógenos e células mortas da corrente sanguínea.

UM ÓRGÃO EXTRA

Você provavelmente conhece os nomes da maioria dos principais órgãos — cérebro, coração, rins, fígado, pulmões, pâncreas, pele, baço, estômago, tireoide —, mas muitas pessoas não percebem que existe um "extra": o timo. Ao contrário da maioria dos órgãos, ele é maior durante a infância, porque está produzindo todas as células T antes da puberdade. Enquanto você envelhece, ele encolhe, substituído por gordura. Aos 75 anos, o timo se torna essencialmente tecido adiposo.

Sua pele, uma barreira do tamanho do corpo, geralmente serve como a primeira linha de defesa contra microrganismos que tentam invadir seu corpo. Células saudáveis da pele produzem e secretam proteínas antimicrobianas essenciais. As células imunes se reúnem nas várias camadas da pele porque esse órgão desempenha um papel vital na proteção do corpo contra substâncias químicas, vírus, bactérias e doenças.

COMO FUNCIONAM OS SISTEMAS

O que acontece dentro do seu corpo todos os dias é incrível. Nos objetos que toca, no ar que respira e na comida que ingere, você encontra inúmeros organismos potencialmente prejudiciais, os quais podem adoecê-lo, mas, geralmente, não fazem nada contra você, porque o seu sistema imunológico está fazendo o trabalho dele.

O seu sistema imunológico age como as forças armadas do seu corpo, o seu Departamento de Defesa. Ele possui dois ramos principais: o sistema inato e o sistema adaptativo. Cada um funciona de modo diferente na jornada para protegê-lo. Em termos simplificados, você herda o seu sistema imunológico inato dos seus pais, e o seu sistema adaptativo se desenvolve ao longo da sua vida. Aqui está um jeito fácil para diferenciar os ramos: o primeiro depende da memória e o último da especificidade.

O sistema inato

Assim que nascemos, o nosso sistema imune inato entra em ação. Algumas pessoas o chamam de imunidade "natural", porque você o tem desde o nascimento.

Do seu maior órgão (pele) ao seu sistema mais fétido (trato digestivo), as células do sistema imunológico inato servem como heróis de linha de frente na batalha eterna contra ameaças potenciais. Quando seu corpo sofre danos causados por uma lesão ou germes, ele desencadeia uma inflamação que recruta células imunes. As células do sistema imunológico inato chegam primeiro, formando a linha de defesa inicial do corpo. A imunidade inata fornece um bastião amplo e precoce contra micróbios, organismos tão pequenos que são invisíveis aos olhos, e outros patógenos, ou seja, qualquer coisa que cause doenças e infecções.

O sistema inato tem muitos tipos de células, cada uma com um propósito específico. Essas células de primeira resposta derivam de células-tronco na sua medula óssea. Os glóbulos brancos pertencem a esse ramo, assim como outras células mais especializadas que você pode não conhecer, incluindo macrófagos, mastócitos, células assassinas naturais e neutrófilos. Algumas dessas células atacam instantaneamente agentes estranhos no corpo, enquanto outras trabalham em conjunto com outros grupos celulares para preparar um ataque. Como um soldado, cada um desempenha um papel crucial para mantê-lo seguro, mas cada um desempenha um papel específico.

Os macrófagos patrulham a sua pele, as superfícies portadoras de muco e até mesmo o seu sangue, à procura de micróbios. Os macrófagos derivam de monócitos (explicados a seguir), mas não circulam na corrente sanguínea. Em vez disso, eles operam em tecidos. Os macrófagos absorvem e digerem os patógenos encontrados em seu entorno. Quando o sistema imunológico é ativado, monócitos e macrófagos coordenam uma resposta rápida, notificando outras células imunes quanto a uma ameaça. Os macrófagos também reciclam células mortas e varrem os detritos celulares.

Os neutrófilos, o tipo mais prevalente de glóbulos brancos, pertencem à equipe de resposta precoce. Eles são as células de alerta do seu sistema imunológico. Eles digerem células nocivas e capturam bactérias para evitar que se espalhem. Como os neutrófilos circulam na corrente sanguínea, eles constantemente patrulham o corpo, procurando possíveis anormalidades. Se você ralar o braço ou bater o joelho, os neutrófilos se acumulam na área em minutos. Eles se comunicam uns com os outros, o que lhes permite coordenar e trocar sinais com outras células. Esse "enxame" celular requisita macrófagos e monócitos, que então circundam o aglomerado de neutrófilos e estabelecem uma vedação apertada da ferida.

Células imunes

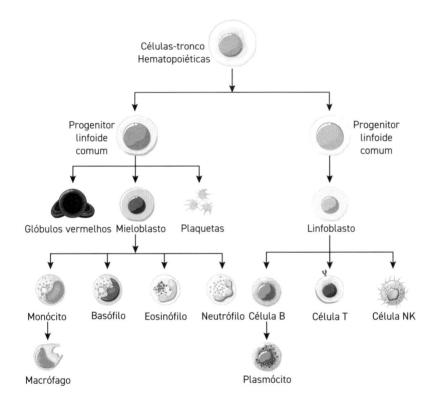

Os monócitos, um tipo de glóbulo branco, podem amadurecer em macrófagos ou células dendríticas.

Os fagócitos se alimentam de outras células, desempenhando um papel crucial na resposta imune ao engolir e destruir bactérias, vírus e outras ameaças.

Os basófilos, que circulam no sangue, desempenham um papel importante nas reações alérgicas. Assim que essas células entram em contato com certos antígenos — versão mais curta para "geradores de anticorpos", ou seja, qualquer coisa que desencadeie uma resposta imune — elas produzem histamina, que atrai células imunes para o local. Seu corpo responde enviando mais sangue para a área, gerando inflamação na forma de vermelhidão, inchaço e calor, o que ajuda a evitar que a invasão se espalhe ainda mais.

Os mastócitos, que operam em seus tecidos, também desempenham um papel nas reações alérgicas, ajudando o corpo a se defender contra infecções parasitárias.

Os eosinófilos, como os basófilos, são tipos de glóbulos brancos que ajudam a combater infecções parasitárias. Eles se ligam principalmente a parasitas grandes demais para serem comidos, sufocando essencialmente os invasores para matá-los.

As células dendríticas são difíceis de distinguir dos monócitos. Elas apresentam antígenos, essencialmente mostrando a outras células contra o que lutar. As células dendríticas também quebram moléculas grandes em fragmentos menores e "legíveis" (antígenos) que as células B e T no sistema adaptativo podem reconhecer.

As células assassinas naturais (ou células NK), outro tipo de glóbulo branco, funcionam como caçadores do corpo. Elas reconhecem e se prendem a corpos estranhos, como vírus, produtos químicos e câncer. As células NK consistem em pequenos compartimentos densamente repletos de proteínas que elas usam para matar o que quer que esteja adoecendo você em um processo chamado apoptose, ou morte celular programada. Elas eliminam as células-alvo enquanto causam danos limitados em outros lugares. As células NK trabalham tanto com o sistema inato quanto com o adaptativo. Elas possuem a resposta rápida de células inatas, mas podem acumular memórias biológicas como as células adaptativas.

Quando um problema surge, as células do sistema inato respondem de forma rápida e abrangente, muitas vezes causando inflamação. Problemas com o seu sistema imunológico inato podem causar suscetibilidade a infecções. Micróbios prejudiciais evoluem e mudam continuamente, tentando superar suas defesas inatas. Mas seu corpo aprende com suas experiências e desenvolve maneiras de identificar o que pertence e o que o não pertence. O sistema inato, contudo, não pode fazer isso sozinho. À medida que o tempo passa e as situações mudam, seu corpo precisa de atualizações, que é quando o sistema imunológico adaptativo entra em jogo.

O sistema adaptativo

Esse sistema cria e desenvolve anticorpos em resposta a germes que o organismo encontrou. Um dos meus professores de virologia espertamente chama o sistema adaptativo de "um gosto adquirido".

As células do sistema imune adaptativo constantemente memorizam e aprendem com germes e vírus, a fim de protegê-lo ainda mais. A memória no seu sistema imunológico é vital. Ela permite uma resposta mais rápida às ameaças e uma proteção mais eficiente contra os antígenos previamente identificados pelas suas células imunitárias.

O seu sistema imunológico adaptativo se desenvolve a partir da exposição a objetos estranhos ao seu corpo. Essa é uma das razões pelas quais os pediatras incentivam os pais a permitirem que bebês com mais de 6 meses rastejem pelo chão. Isso os coloca em contato com germes comuns de casa, o que ajuda crianças pequenas a desenvolver anticorpos. Estudos têm mostrado que ambientes esterilizados e a prescrição excessiva de antibióticos tornam as crianças menos capazes de combater infecções.[1]

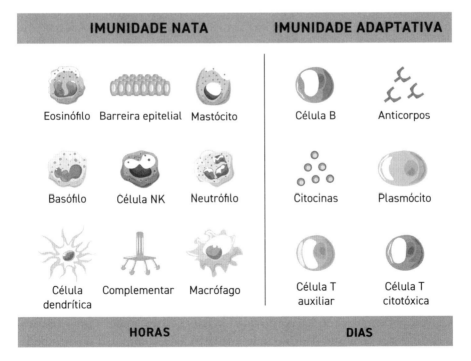

Os anticorpos que o seu corpo desenvolve a partir de vacinas ou resfriados comuns miram cepas específicas. Coletivamente, eles melhoram a sua imunidade adaptativa.

Pense na imunidade adaptativa como um campo de treino do sistema imunitário. Ela fornece ao seu sistema informações sobre outras células, levando as células do sistema adaptativo a passarem por aprendizagem e treinamento completos para combater novas ameaças.

Mais especializadas do que as células imunes inatas, as células adaptativas são chamadas de linfócitos e se enquadram em dois grupos: células B e células T.

As células B se formam na sua medula óssea. Para lembrar, podemos pensar que a letra B é a inicial de "bone" (osso, em inglês). Então, elas circulam pelo seu corpo. Quando exposta a um antígeno, uma célula B se torna uma célula plasmática, ou uma memória viva de como lidar com esse micróbio no futuro. As células B alertam as células T para a presença de uma ameaça e, juntas, elas aplicam um soco duplo. As células B podem evoluir para células que produzem anticorpos.[2] Assim que as células B reconhecem um antígeno, elas produzem anticorpos que podem destruí-lo ou marcá-lo como problemático. Esses anticorpos se ligam à ameaça, tornando mais fácil para outras células imunes destruí-la.

As células T também se formam na medula óssea, mas migram para o timo para amadurecer. Para lembrar: T, de timo. Enquanto as células T estão crescendo no timo, elas aprendem a diferença entre os próprios tecidos e objetos estranhos. Após o amadurecimento, as células T passam por dois estágios de seleção para garantir que elas não se liguem às próprias células acidentalmente. Esses estágios protegem o seu sistema imunológico de atacar você. Sem eles, você sofreria sérios problemas de autoimunidade.

As células T podem atacar antígenos diretamente. Elas usam ferramentas como citocinas (explicadas abaixo) para controlar e moderar a resposta imune do corpo. Geralmente, outra célula imune, como uma célula dendrítica, precisa quebrar um antígeno para que seu corpo possa reconhecê-lo, o que desencadeia o processo de produção de células T especializadas. As células T auxiliares e assassinas formam a equipe de busca e ataque para um antígeno específico. Células T, incrivelmente versáteis, auxiliares ou reguladoras (Tregs), podem dizer ao seu corpo quando parar de responder a uma ameaça e regular sua resposta. Mas quando a função Treg diminui, a doença pode ocorrer. Um aumento indesejado de Tregs pode levar ao câncer.

ANTÍGENOS

Qualquer molécula que inicia uma resposta imunológica é um antígeno. Eles podem ser qualquer coisa: células danificadas, produtos químicos em infecções, até mesmo quantidades inanimadas de poeira. As células imunes adaptativas identificam antígenos e respondem de acordo, com o objetivo de evitar que você fique doente pela primeira vez ou novamente. Por exemplo, se você teve catapora ou recebeu a vacina contra a catapora quando criança, seu sistema adaptativo reconhecerá esses antígenos virais e impedirá que você sucumba ao vírus da catapora (novamente). Portanto, nem todos os antígenos são prejudiciais. Um sistema imunológico que funciona bem sinaliza antígenos que ele reconhece como normais e, geralmente, não reage contra eles.

Ativação da Célula T

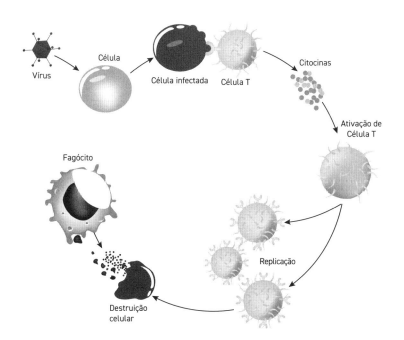

Os gânglios linfáticos servem como um centro de comunicação para células imunes, coletando informações do corpo. Por exemplo, se as células imunes adaptativas em um linfonodo reconhecerem fragmentos de bactérias de outros lugares, elas ativarão, reproduzirão e deixarão o linfonodo para atacar o patógeno. O sistema linfático também atua como um canal para as células imunes. Dependendo do caminho, seu corpo pode levar dias ou semanas para adquirir uma resposta imune adaptativa.

Imunidade natural, artificial e passiva

Esses três termos descrevem diferentes tipos de imunidades adaptativas.

Depois de ser exposto e derrotar um invasor, o resultado é a imunidade natural de longa duração. Seu sistema imunológico abandona células de memória, que servem como lembretes físicos do que aconteceu. Isso não acontece com todos da mesma maneira, porque fatores diferentes, desde a dieta até a saúde geral, contribuem para uma resposta imune. Ainda assim, sempre que se tem uma reação imune, o corpo toma notas. Pode nem sempre ser permanente, mas o seu corpo acompanha ameaças passadas.

Quando você recebe uma vacina, desenvolve imunidade artificial. A vacina ativa células imunes que criam um plano, indicando a melhor forma de lidar com esse patógeno no futuro. As vacinas resultam em anticorpos e células de memória que seu sistema adaptativo chamará para o serviço se e quando um vírus, como sarampo ou poliomielite, ou outro germe, tentar atacar.

A imunidade passiva descreve uma situação em que as células imunes vêm de uma fonte diferente, ou seja, não vêm do seu corpo. Ela fornece proteção eficaz apenas por um curto período, algumas semanas ou alguns meses. Os fetos absorvem os anticorpos de suas mães através da placenta, e os bebês os absorvem através do leite materno, por exemplo. A imunidade passiva artificial pode vir da injeção de anticorpos recebidos de outra pessoa ou de um animal. Tratar picadas de cobra com antídoto criado pela cobra é um exemplo perfeito de imunidade passiva artificial.

OUTROS COMBATENTES

Diversos atores coadjuvantes ajudam seu sistema imunológico de várias maneiras.

Receptores Toll-like (TLRs) não são células. Proteínas no sistema imunológico inato atravessam membranas, o que significa que podem penetrar células pelo lado de fora. Os TLRs coordenam as respostas das células imunes aos micróbios, sinalizando para os genes que precisam responder. Os TLRs reconhecem padrões e uma ampla gama de patógenos, incluindo vírus, bactérias, fungos e até distúrbios não infecciosos. Os TLRs também fazem a ponte entre os sistemas imunológicos inato e adaptativo através das células dendríticas.

As citocinas realizam uma variedade de tarefas, mas, principalmente, atuam como mensageiras moleculares entre as células. Algumas dessas proteínas minúsculas ativam e concentram a resposta imune, direcionando os glóbulos brancos para um determinado local ou mostrando-lhes como eliminar uma bactéria específica. As citocinas também instruem seu sistema imunológico a desligar após eliminar uma ameaça.[3]

As interleucinas são citocinas que fornecem instruções específicas do contexto, e ativam ou inibem o sistema imunológico.

Citocinas quimiotáticas, ou quimiocinas, são produzidas em certas áreas do corpo ou no local de uma doença, a fim de recrutar células imunes para vir para a área. Diferentes quimiocinas atraem diferentes tipos de células imunes para a região necessária.

As citocinas do fator de necrose tumoral (TNF) aumentam o sinalizador de inflamação, sinalizando outras células para atacarem e matarem células invasoras. Com doenças exacerbadas pela inflamação, como a artrite reumatoide, os médicos prescrevem bloqueadores de TNF para prevenir essa reação. Os bloqueadores de TNF muitas vezes tratam várias doenças autoimunes.

IMUNIDADE

Células especializadas dos sistemas imunológicos inatos e adaptativos criam anticorpos. A imunidade acontece no corpo quando anticorpos suficientes combatem ou destroem uma determinada toxina ou doença.

Os anticorpos, também conhecidos como imunoglobulinas (Ig, quando abreviadas), revestem a superfície de um patógeno e executam três funções principais: neutralização, opsonização (revestindo-o com proteínas para permitir que um fagócito o destrua) e ativação do sistema complementar. As células de memória no sistema imune adaptativo acompanham esses antígenos e os anticorpos necessários para combatê-los, e chamamos esse processo de imunidade.

Os anticorpos são exclusivos de um determinado organismo ou conjunto de organismos. Eles são criados pelo sistema imunológico em reação a uma infecção e são exclusivos para essa infecção específica.

A neutralização é a função mais comum dos anticorpos. Uma ameaça potencial é neutralizada quando é incapaz de se conectar e infectar células hospedeiras como resultado dos anticorpos que foram aplicados a ela.

O sistema complemento consiste em proteínas que interagem para quebrar patógenos e desencadear reações inflamatórias que ajudam nossas células imunes a combaterem a infecção. Cada proteína desencadeia a próxima em uma cadeia de eventos que continua indefinidamente até que o germe morra, seja destruído ou seja marcado para outras células eliminarem.

Os interferons, uma forma de anticorpo, podem inibir ou impedir que um vírus se replique. As células infectadas liberam essas proteínas, alertando as células próximas para o perigo iminente. Os Interferons Tipo I fornecem respostas antivirais, enquanto os Interferons Tipo II geram respostas antibacterianas.

Em termos simples, uma resposta imune é a reação do seu corpo a uma ameaça, como uma farpa ou um vírus. Seu sistema imunológico nunca dorme. Sempre vivo, ele defende ativamente o seu corpo 24 horas por dia. Complexo e penetrante, funciona como um exército no qual cada célula tem função e tarefa específicas.

Reações alérgicas e condições autoimunes surgem de respostas imunes desnecessárias ou acidentais. A infecção ou doença ocorre quando a resposta imune não é ativada ou é ativada de maneira inadequada. Carcinógenos, produtos químicos e outras toxinas podem causar mau funcionamento das células normais e tornar-se insalubre. Seu sistema imunológico sinaliza as células danificadas para remoção. Mas quando as toxinas sobrecarregam o sistema imunológico, ele pode vacilar, o que abre uma porta para doenças, envelhecimento prematuro e até mesmo a morte. É por isso que é tão importante fazer tudo o que puder para otimizar o seu sistema imunológico.

ENTRE EM AÇÃO

- Preste atenção a tudo o que interage com o seu corpo diariamente: os produtos de higiene que usa, as superfícies que toca, os alimentos que consome, os líquidos que bebe, o ar que respira.

- Conheça as fontes de alimentos, a água e os produtos de cuidados pessoais que você usa diariamente.

- Lave as mãos com sabão comum durante 20 segundos, pelo menos, duas vezes por dia.

2.

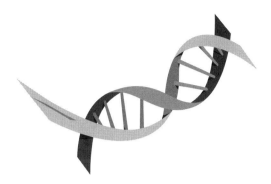

INFLUÊNCIA GENÉTICA: O IMPACTO DO SEU DNA

> "Os genes são como a história, e o DNA é a linguagem em que a história está escrita."
>
> — SAM KEAN, autor de O *polegar do violinista*

Imagine um teste que lhe deu todas as respostas antes mesmo de você olhar a primeira pergunta. Um teste como esse teria sido muito útil na escola. O teste genético de hoje se tornou uma folha de cola moderna para pacientes e profissionais de saúde. Cuspa em um tubo ou esfregue o interior da bochecha, coloque o kit no correio e, por apenas US$99, você pode obter acesso a informações que variam da sua composição ancestral ao risco de desenvolver certas doenças. No entanto, nem todos os testes são iguais, especialmente à medida que mais empresas de biotecnologia veem lucro na oferta desses serviços. A empresa que você escolhe faz toda a diferença. Um teste de qualidade pode entregar informações valiosas que fornecerão um roteiro para maneiras de envelhecer com sucesso.

Melhor prevenir do que remediar, já dizia o ditado. A tecnologia genética pode capacitá-lo a combater doenças antes que elas se manifestem ou para evitar a transmissão de genes problemáticos para seus filhos. Ela fornece informações mais precisas e úteis do que as que vêm das perguntas padrão que você responde sobre seu histórico familiar em formulários de admissão de pacientes — especialmente para os adotados que não têm acesso aos seus pais biológicos ou históricos familiares. Os testes dão a você e aos seus médicos as ferramentas para superar seus genes, se necessário, e para proteger seu futuro eu de doenças cardíacas, diabetes, câncer e centenas de outras condições e doenças.

A cada 30 segundos, alguém nos Estados Unidos recebe um diagnóstico de câncer. São duas pessoas apenas durante o tempo que você leva para ler esta página. Neste momento, cerca de 20 milhões de norte-americanos estão lutando contra o câncer, e outro 1,2 milhão irá se juntar à batalha este ano. A melhor maneira de curar o câncer é impedi-lo de se desenvolver, e a melhor maneira de tratá-lo também é impedi-lo de ocorrer.

É por isso que evitar desreguladores imunológicos, conhecer sua idade biológica e seus testes genéticos são tão importantes para se manter saudável. Até agora, a medicina moderna abordava principalmente a doença, esperando que ela se manifestasse para, então, tentar tratá-la. Frequentemente, esses tratamentos envolviam medidas drásticas e debilitantes. Você pode se antecipar a muitas doenças que alteram a vida, mergulhando no seu código genético e assumindo o controle da sua saúde antes que ela se volte contra você.

DENTRO DO SEU DNA

Antes de mergulharmos nos testes genéticos, recapitularemos alguns conceitos. Completamente exclusivo para você (a menos que tenha um gêmeo idêntico), seu DNA contém as instruções de que suas células precisam para produzir proteínas e outras moléculas essenciais para que seus tecidos se desenvolvam, cresçam e funcionem adequadamente.

Nucleotídeos, ou "letras" químicas, codificam a receita básica do seu DNA. Como palavras em uma página, a sequência particular dessas letras — A para adenina, C para citosina, G para guanina e T para timina — determina seu código genético e diz às suas células o que fazer. O seu corpo converte ou traduz as instruções incorporadas no seu DNA em uma mensagem de RNA. Essa mensagem diz às células para produzirem cadeias de aminoácidos, que formam proteínas. A localização das letras determina o comportamento das proteínas, influenciando como suas células operam e como seus órgãos funcionam. Pense nisso como uma receita escrita em outra língua. Todas as informações estão lá, mas é preciso traduzir para que as células realizem o passo certo com os ingredientes certos no momento apropriado.

Suas células leem sequências de DNA de três nucleotídeos por vez, e cada sequência de três letras, chamada de códon, especifica um aminoácido. Todas as regiões codificadoras de proteínas do seu DNA começam com a sequência ATG, como um botão de início. Outra sequência de três letras no final funciona como um sinal de parar ou ponto final ao encerrar uma frase. Quando juntamos tudo, cada frase completa forma um gene. Veja a frase: "O sol está quente." Se essa frase representasse um gene, suas células a leriam assim: OSO LES TÁQ UEN TE. As três primeiras letras são o botão Iniciar, as três últimas são o sinal de parar e as letras entre elas contêm as instruções para criar um aminoácido específico.

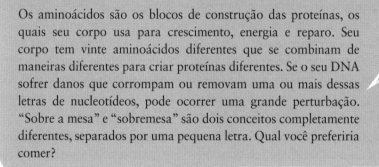

CONCURSO ORTOGRÁFICO DE AMINOÁCIDOS

Os aminoácidos são os blocos de construção das proteínas, os quais seu corpo usa para crescimento, energia e reparo. Seu corpo tem vinte aminoácidos diferentes que se combinam de maneiras diferentes para criar proteínas diferentes. Se o seu DNA sofrer danos que corrompam ou removam uma ou mais dessas letras de nucleotídeos, pode ocorrer uma grande perturbação. "Sobre a mesa" e "sobremesa" são dois conceitos completamente diferentes, separados por uma pequena letra. Qual você preferiria comer?

Se as letras mudarem, você pode acabar em apuros. A frase "SOL EST ÁQU ENT EO" difere por apenas uma letra de nossa sentença de exemplo, mas esse erro, resultante de danos ao DNA, pode levar a grandes problemas. Considere alguns exemplos do mundo real. Expor-se ao sol e a produtos químicos tóxicos e fumar cigarros pode causar interrupções e alterações no DNA. Quando as letras e as frases são corrompidas, assim como um arquivo de computador, seu corpo não consegue ler os dados corretamente e funciona mal.

No início da década de 1950, quando os cientistas identificaram a estrutura de dupla hélice do DNA, ficou claro como a sequência de nucleotídeos codifica a informação hereditária nas células. Desde então, os pesquisadores subsequentes fizeram um progresso incrível para entender como o DNA funciona. Decodificamos genomas inteiros para muitos organismos, incluindo — o objetivo do Projeto Genoma Humano — nós mesmos.

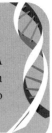

DIA NACIONAL DO DNA

O Congresso designou 25 de abril como o Dia Nacional do DNA para celebrar duas conquistas monumentais: a descoberta da dupla hélice do DNA, em 1953, e a conclusão bem-sucedida do Projeto Genoma Humano em 2003.

TESTES GENÉTICOS

Compreender como os genes, as "frases" completas do DNA, funcionam ajudará a entender por que o teste genético é uma ferramenta tão valiosa. Quando um espermatozoide do seu pai fertilizou um óvulo da sua mãe, a sua primeira célula foi formada. Aquela célula continha o plano genético para você, seu corpo inteiro, do cabelo às unhas dos pés, incluindo a cor dos olhos e o risco potencial de algumas doenças, como asma (muitas vezes, mas nem sempre, ligada aos genes ORMDL3 e GSDML).

À medida que aquela célula se dividiu e multiplicou para formá-lo como um feto, uma cópia completa do projeto foi para as células mais novas, de um jeito muito parecido com a cópia de arquivos de computador de uma pasta para outra. Suas células musculares e células hepáticas, por exemplo, realizam tarefas diferentes, mas ainda contêm as mesmas plantas daquela primeira célula. Estes são os seus genes herdados, que também contêm as instruções para o seu sistema imunológico inato.

Os médicos testam bebês para doenças genéticas há decadas. Praticamente todas as crianças nascidas nos Estados Unidos passam por testes genéticos obrigatórios para procurar cerca de cinquenta doenças diferentes, incluindo hipotireoidismo, fenilcetonúria e anemia falciforme. O teste do pezinho permite que os médicos realizem tratamentos de intervenção precoce para os mais de 3 mil bebês que testam positivo a cada ano.[4]

Em adultos, o teste genético faz uso de amostras de sangue, cabelo, pele, muco ou saliva. Os geneticistas examinam as células na amostra e analisam suas proteínas, seus genes, seus cromossomos (as estruturas em suas células que carregam seu DNA) e até mesmo sua idade biológica, que identifica a idade "real" de suas células. Mutações e variações no seu DNA podem indicar doenças que se escondem no seu corpo, tais como Parkinson, câncer de próstata ou câncer de mama. Uma variedade de testes — relatórios de idade de metilação do DNA, perfis de idade do proteoma, marcadores de inflamação, idade fenotípica e outros — pode ajudá-lo a medir a qualidade e a capacidade da fisiologia do seu corpo, ou seja, suas funções corporais. Esses testes fornecem um retrato do que está acontecendo ou do que pode acontecer no fundo do seu corpo.

IDADE BIOLÓGICA

Sua idade epigenética ou biológica é a idade que seu corpo pensa que tem. Os níveis de metilação do DNA (o número de certas moléculas ligadas aos seus genes) medem a sua idade biológica. Fatores sociais, como dieta, drogas, produtos químicos ambientais, hormônios e estresse, podem afetar negativamente o seu DNA. Um acúmulo dessas moléculas de metil pode modificar ou interferir na função dos seus genes. Se a sua idade biológica é maior do que a sua idade cronológica, o risco de muitas doenças aumenta exponencialmente.

Independentemente de os testes serem positivos ou negativos para uma mutação genética específica, possuir essa informação tem benefícios potenciais. Alguns riscos comuns à saúde, como doenças cardíacas e acidente vascular cerebral, podem passar através de familiares. Conhecer os resultados desses testes permite que você observe e trate os fatores de risco. Muitos casais passam por testes genéticos para garantir que não estão transmitindo doenças genéticas para seus filhos. Esses testes preditivos podem proporcionar alívio da incerteza e ajudá-lo a tomar decisões de saúde informadas. Em alguns casos, resultados negativos podem eliminar exames e testes de triagem desnecessários, enquanto resultados positivos podem apontar para opções adequadas de prevenção, monitoramento e tratamento.

Algumas pessoas que descobrem que estão carregando o gene de uma doença sem tratamento eficaz podem experimentar sentimentos compreensíveis de ansiedade, depressão, culpa ou raiva. Mas um teste genético só pode dizer se você carrega os genes. Ele não pode prever com precisão se você desenvolverá sintomas, a gravidade da doença ou sua linha do tempo.

Nunca é cedo demais para conhecer um problema de saúde de modo a poder tomar medidas para resolvê-lo. Você e seu profissional de saúde podem usar conhecimentos genéticos sobre riscos comuns à saúde com o objetivo de criar um plano de saúde personalizado para gerenciar o início de várias condições. Esses testes também podem ajudá-lo a descobrir o quanto você já danificou sua saúde — ou não — e, potencialmente, fornecer um plano para reverter os danos.

A GENÉTICA E O SEU SISTEMA IMUNE

Ao contrário da crença popular, a genética não é permanente. Você pode danificar o seu DNA por excesso de exposição UV, beber muito álcool, consumir nicotina e outros meios. Qualquer coisa que comprometa seu sistema imunológico torna seu corpo mais vulnerável a doenças crônicas. É como fazer buracos em uma parede de tijolos. Eventualmente, a parede cairá porque grande parte dela sofreu danos permanentes.

O seu DNA e o seu sistema imunológico se entrelaçam. Um afeta o outro, e vice-versa. Após a exposição a uma ameaça, o seu sistema imune liga ou desliga genes específicos para impulsionar a resposta geral do seu corpo. Fatores genéticos também influenciam vários tipos de células imunes, incluindo monócitos, células naturais assassinas e células dendríticas. Seus genes determinam grande parte da capacidade do seu corpo de se defender, mas as escolhas diárias de estilo de vida também alteram seus genes. A genética afeta a imunidade adaptativa mais do que a imunidade inata, e o ambiente afeta a imunidade inata mais do que a genética. Esses traços inatos são aqueles que, se você tem filhos, passam para a próxima geração.

A genética pré-programa as defesas do seu corpo, mas as suas escolhas de estilo de vida podem anular essa programação. Desde 1965, o governo norte-americano exige rótulos de advertência nos cigarros, porque seu teor de nicotina e outros agentes cancerígenos causam doenças nas artérias coronárias. Você pode vir de uma família sem histórico de problemas cardíacos e sem marcadores genéticos para isso, mas se você fumar dois maços de cigarros por dia, todos os dias, provavelmente causará a aparição de uma doença cardíaca. Só porque um programa genético ruim não está lá não significa que suas escolhas de estilo de vida não podem apresentá-lo.

Da mesma forma, assim como você pode degradar sua saúde e imunidade com dieta e exercício inadequados, você pode alterar as chances que sua genética lhe deu ao fazer escolhas saudáveis que fortalecem seu sistema imunológico. Pense no seu corpo como um carro. Quanto mais você o expõe ao desgaste extremo, mais danificado ele ficará. Mas, se você o encher com gasolina de alta qualidade, fizer manutenção preventiva e ajustes regulares, ele funcionará melhor e durará mais tempo. Prevenir o desgaste desnecessário em seu corpo é a espinha dorsal da minha mensagem, porque isso lhe dá as chaves para fortalecer seu sistema imunológico e reverter os efeitos do envelhecimento, fazendo com que você viva mais e melhor. Uma vida bem equilibrada é o segredo não tão inatingível de pessoas que viveram mais de 100 anos.

Quase todas as doenças crônicas resultam de uma complexa interação de traços genéticos e fatores ambientais, ou seja, o que você come, bebe, se fuma, quanto se exercita etc. Seu risco de contrair uma doença reside na sobreposição crítica entre seus genes e o seu ambiente. Compreender seus genes permite que você identifique e modifique fatores de risco não genéticos (fumar, beber, comer, exercitar-se etc.), diminuindo assim a probabilidade de desenvolver muitas doenças comuns.

RESPOSTA IMUNOLÓGICA

Nosso corpo vê cada infecção, doença ou enfermidade como um insulto potencialmente mortal. Os atacantes podem induzir uma resposta natural diretamente de nossos genes, que se ligam ou desligam para formar as proteínas discutidas no Capítulo 1 (página 13). Chamamos esta reação de resposta imunológica.

INFLAMMAGING

Quando qualquer tipo de ameaça — bactérias, toxinas, trauma — prejudica seus tecidos, seu corpo fica "inflamado." O seu corpo ativa a sua resposta inflamatória quando detecta a presença de certos produtos químicos no seu corpo. Mesmo temperaturas extremas, quentes ou frias, podem causar reações inflamatórias.

Alimentos ultraprocessados, repletos de açúcares, estabilizadores, conservantes, emulsionantes e sabores artificiais, desencadeiam a inflamação. Combinar esses produtos químicos com óleos de sementes e vegetais e outros tipos de açúcar pode criar ainda mais inflamação. Exemplos de alimentos altamente processados incluem pão comprado na loja, biscoitos industrializados, barras de proteína, carnes à base de plantas, ovos feitos em laboratório e jantares congelados. Muitos produtos veganos ou à base de plantas geralmente contêm agentes antiaglomerantes, cores artificiais, adoçantes artificiais, emulsificantes, inibidores de mofo e outros produtos químicos tóxicos que não são particularmente saudáveis. Coma o suficiente desses alimentos regularmente e você se colocará em sério risco de desenvolver síndrome inflamatória intestinal (SII).

Quando você experimenta inflamação de qualquer tipo, por qualquer motivo, seu sistema imunológico entra em ação. Em algumas situações, a inflamação pode resultar em danos ao DNA porque muitas células de defesa atendem ao chamado do seu corpo e se juntam à luta. A única tarefa do seu sistema imunológico é defender o seu corpo, por isso, quando você introduz produtos químicos problemáticos, o seu sistema imunológico diz-lhe para parar com a mesma frequência ou tanto quanto os encontra. Esses sintomas são um aviso.

Se o seu sistema imunológico acha que está sob ataque, ele envia uma abundância de glóbulos brancos para defendê-lo. Eles se reúnem para a ação, mas não têm nada para fazer e nem para onde ir. Às vezes, eles atacam seus próprios órgãos ou tecidos, e suas células até então saudáveis, causando danos ao DNA. Esses ataques injustificados envelhecem seus tecidos, deterioram sua saúde geral e podem levar a condições autoimunes. Os pesquisadores chamam essa reação de *inflammaging* (do inglês "inflammation" = inflamação + "aging" = envelhecimento). Além de causar inflamação e envelhecimento acelerado, o consumo de alimentos ultraprocessados se correlaciona com o aumento dos riscos de desenvolvimento de câncer, doenças cardiovasculares, demência, depressão, doença renal, síndrome metabólica e diabetes tipo 2. Os pesquisadores estão examinando as implicações em longo prazo do consumo crônico de alimentos de laboratório. A inflamação criada por esse tipo de dieta pode ter consequências em todo o corpo. Se você come algo todos os dias, isso é um hábito, e maus hábitos têm consequências significativas.

Quando suas células enfrentam um ataque quase constante por causa desse *donut* matinal diário, aquelas batatas fritas no refeitório ou até mesmo a "carne" vegana que você faz para o jantar, o processo de *inflammaging* pode empurrar suas células para a senescência ou velhice, o que significa que elas param de se multiplicar e crescer.

A senescência celular inicia uma cascata de respostas imunes negativas, abrindo a porta para (mais) câncer, osteoartrite e outras doenças relacionadas ao envelhecimento. De acordo com a última pesquisa, a senescência celular é irreversível e, como um carro fugitivo descendo a colina, acelera o impacto de qualquer infecção ou doença que tenha como alvo o corpo, incluindo o coronavírus da síndrome respiratória aguda grave (SARS), que causa a covid.

Quando as respostas inflamatórias do seu corpo são graves, seu sistema imunológico pode se tornar menos resiliente, reduzindo potencialmente sua capacidade de resistir aos efeitos do envelhecimento. Na pandemia de covid-19, os idosos, particularmente aqueles com doenças preexistentes, mostraram um risco maior de experimentar respostas inflamatórias descontroladas, chamadas tempestades de citocinas. Muitas dessas pessoas morreram.

TELÔMEROS

Telômeros, ou as pequenas tampas nas extremidades dos cromossomos, podem prever expectativa de vida com muita precisão.[5] Como as ponteiras, as minúsculas tampas de plástico nas extremidades dos cadarços ou cordões, elas ajudam a evitar emaranhamento, desgaste ou outros danos.

Quando você nasce, seus telômeros são longos e saudáveis por causa da telomerase, uma enzima presente nos espermatozoides e óvulos, células sanguíneas, células-tronco e linfócitos ativados (células B e células T). Em pessoas jovens e saudáveis, a telomerase restaura e prolonga continuamente os telômeros. Depois de se tornar um adulto, o tempo está passando cada vez que seus telômeros encurtam, porque eles determinam se as células-tronco são ativadas para regenerar e reparar tecidos danificados ou doentes. As células-tronco ajudam a manter o funcionamento dos órgãos saudável, de modo que um efeito dominó pode acelerar o processo de envelhecimento. Descubra mais sobre isso a seguir.

Elizabeth Blackburn, pesquisadora em nível de pós-doutorado da Universidade de Yale, descobriu a importância dos telômeros em 1975 e recebeu o Prêmio Nobel de Medicina, em 2009, por seu trabalho. Ela percebeu que os telômeros encurtados indicam doença ou envelhecimento. Quanto mais curtos os seus telômeros se tornam, mais suscetível o seu corpo se torna a danos e mais rápido você envelhece.

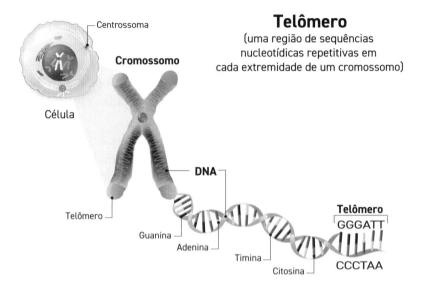

Veja como funciona esse processo. Toda vez que seu DNA se replica durante a divisão celular — o que acontece 2 trilhões de vezes por dia — alguns nucleotídeos se "perdem" no embaralhamento, como uma fotocópia sem a última linha de texto em uma página. Esses processos ocorrem todos os dias, portanto, o que você fornece para alimentar suas células é importante porque elas precisam de um bom combustível para funcionarem corretamente. Com cada replicação, as cadeias de DNA ficam mais curtas porque seu corpo não consegue replicar a extremidade da cauda dos seus cromossomos. Os telômeros, que são sequências não codificantes, protegem os filamentos de desaparecer completamente. Eles contêm os mesmos seis nucleotídeos repetidamente. À medida que o seu DNA se replica ao longo da sua vida, essas sequências repetitivas tornam-se mais curtas para proteger o resto do seu DNA. Uma cadeia de DNA humano tem cerca de 3 bilhões de caracteres, de modo que o processo demora algum tempo.

Imagine colocar cadarços molhados em um ciclo de secagem quente repetidamente. O calor encolhe o tecido, deixando os cadarços mais curtos. O calor também encolhe as ponteiras, fazendo com que elas se agarrem mais firmemente aos cadarços mais curtos.

Os cientistas acreditam que esse encurtamento do seu DNA faz com que as células envelheçam, assim como você. Eventualmente, as células não conseguem mais se replicar, momento em que se tornam senescentes. As células que atingem a senescência ou acumulam danos ou morrem. Danos no DNA, como você pode imaginar, também causam encurtamento do telômero. Quando o telômero se desdobra ou "perde sua capa" — porque o DNA sofreu muitos danos para ser reparado —, a morte celular programada (apoptose) também pode ocorrer.

Encurtamento dos telômeros

Os cientistas estão trabalhando para descobrir as conexões entre o encurtamento do telômero e a expectativa de vida. Pesquisas robustas demonstraram uma ligação entre telômeros curtos e aumento do risco de câncer — particularmente cânceres de bexiga, esôfago, gástrico, pulmonar e renal — bem como diabetes, osteoporose e fibrose pulmonar. Para pessoas entre 60 e 75 anos, os indivíduos com telômeros curtos, em comparação com aqueles com telômeros longos, tinham, pelo menos, três vezes mais risco de morrer de doenças cardiovasculares e mais de oito vezes mais risco de morrer de doenças infecciosas. A disfunção do telômero também contribui para a exaustão celular e a redução no funcionamento de órgãos. Quando encolhem, as células não funcionam, os órgãos começam a falhar e a sua saúde se deteriora. O encurtamento do telômero ocorre naturalmente com o envelhecimento, mas acelerar esse encurtamento pode fazer com que suas células envelheçam mais rapidamente, acelerando assim o aparecimento de várias doenças. Os pesquisadores observaram encurtamento do telômero em pacientes com infecções crônicas, em células hepáticas de pessoas com hepatite crônica, em células intestinais de pacientes com doença inflamatória intestinal crônica e em pacientes com doença de Alzheimer. O encurtamento do telômero pode causar todos os tipos de instabilidade genômica compatível (recombinação anormal, perda cromossômica e translocações anormais). O encurtamento cria um efeito dominó: quanto mais curtos os telômeros se tornam, mais acelera o processo de envelhecimento. Quanto mais rápido o processo de envelhecimento, mais os seus telômeros encurtam. Tudo isso levanta uma questão óbvia.

Protegendo os seus telômeros

Na medicina, o conhecimento é sempre o primeiro passo. Testes — tanto os autotestes quanto aqueles de institutos de pesquisa como John Hopkins Medicine — podem mostrar o comprimento dos seus telômeros. Alguns debates envolvem a precisão dos autotestes, que custam cerca de US$100. O teste criado em conjunto com Johns Hopkins custa cerca de US$400 e usa um método de medição diferente.[6]

Esses testes determinam o comprimento médio dos telômeros, usando amostras de células sanguíneas periféricas e comparando os resultados com um banco de dados de pessoas na mesma faixa etária. Esses dados fornecem uma referência para saber se você tem telômeros mais curtos ou mais longos do que o esperado para a sua idade.

Durante breves períodos, alguma oscilação natural ocorre no comprimento do telômero. Os pesquisadores não sabem exatamente quanto ou se a variação resulta de erros de medição ou de fatores que afetam o comportamento diário e a saúde. Se você medir os seus telômeros, considere fazer vários testes para estabelecer uma linha de base confiável.

Se você quiser evitar o processo de envelhecimento, bem como doenças tais qual o câncer, faz sentido proteger seus telômeros. Seu comprimento ao nascer e a taxa em que eles encurtam variam entre os indivíduos. Algumas pessoas têm telômeros anormalmente curtos e apresentam encurtamento acelerado. Mas, como seria de esperar, o estilo de vida e o ambiente podem ter um impacto significativo sobre eles. Portanto, o poder de mudá-los já está nas suas mãos.

A Terceira Parte deste livro contém um plano mais detalhado, mas aqui estão os traços gerais:

- Evite fumar.
- Evite o álcool.
- Evite alimentos ultraprocessados.
- Evite óleos processados de vegetais e de sementes.
- Verifique os seus níveis de vitaminas e suplemente quaisquer deficiências.
- Beba água natural, rica em minerais.
- Coma uma dieta nutritiva e rica em fibras.
- Mantenha-se ativo.

Mantenha um peso saudável.

Medite.

Isso soou familiar? Você tem ouvido esse conselho médico há anos porque tudo isso funciona!

Prescrições de telômeros

Junto com as mudanças de estilo de vida, certos medicamentos podem alongar telômeros, incluindo:

Inibidores da enzima conversora da angiotensina (IECAs).

Bloqueadores de receptores de angiotensina (BRA).

Terapia de reposição hormonal bioidêntica com aspirina.

Bloqueadores dos canais de cálcio.

Inibidores da metformina renina.

Antagonistas do receptor sérico de aldosterona.

No entanto, são necessárias mais pesquisas sobre este assunto. Como sempre, discuta quaisquer novos tratamentos com o seu médico.

Leões, tigres, ursos e borboletas dependem de instintos para caçar melhor, correr mais rápido ou ser mais ágeis do que seus predadores para sobreviver. Nós, humanos, no entanto, podemos enganar a maioria dos nossos inimigos, incluindo doenças. É por isso que é tão importante entender como seu corpo funciona, quais decisões desgastam e quais ações podem manter sua saúde. O conhecimento aplicado, também chamado de inteligência, é a ferramenta mais poderosa que você tem. Mesmo que sua herança genética predisponha você a uma doença específica, a ciência tem as ferramentas para ajudá-lo a testar, alterar, mitigar ou até mesmo evitar seu destino genético.

O envelhecimento é inevitável, e você não pode viver para sempre, mas, como diz meu pai, a alegria de viver deve aumentar à medida que envelhecemos.

ENTRE EM AÇÃO

- Se ainda não o fez, teste o seu DNA. Saiba se você tem alguma predisposição genética para certas doenças ou enfermidades.

- Teste a sua idade epigenética (biológica).

- Evite fumar e ingerir álcool e alimentos ultraprocessados, incluindo sementes processadas e óleos vegetais.

- Evite a exposição desnecessária à luz UV.

- Verifique os seus níveis de vitaminas e suplemente quaisquer deficiências.

- Beba água natural e rica em minerais e mantenha uma dieta nutritiva e rica em fibras de alimentos reais e integrais.

- Mantenha-se ativo, bem como um peso saudável.

- Medite. Se não consegue fazer isso todos os dias, tente uma vez por semana.

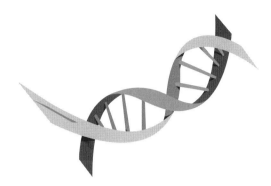

3.

O SEU MICROBIOMA: GERMES BONS, MAUS E FEIOS

> "Nada na vida deve ser temido, apenas compreendido. Agora é a hora de entender mais para que possamos temer menos."
> — MARIE CURIE, vencedora do Prêmio Nobel de Física e do Prêmio Nobel de Química

Você pode pensar que o seu DNA determina quem você é. Isso é parcialmente verdadeiro, mas não corresponde à história completa. O DNA não vem apenas das células humanas. Também se origina de inúmeras bactérias que vivem em sua pele, em seu intestino e em quase todos os outros lugares do corpo.

Mesmo que você não seja um germofóbico, a ideia de que multidões de outras criaturas vivem dentro de você parece um pouco assustadora. Mas nenhum ser humano é estéril, e isso é bom! Alguns imunologistas argumentam que o mundo pertence às bactérias, e que nós, humanos, estamos apenas vivendo nele. Esses germes habitam o planeta há mais de 3,5 bilhões de anos, tornando-os a forma de vida mais antiga conhecida na Terra, e você não tem nada a temer sobre eles. Esses microrganismos — bactérias, fungos, vírus e outras formas de vida que estão dentro de você agora — querem que você viva porque, sem você, eles morrerão. Eles o protegem de várias maneiras incríveis, desde manter os problemas gástricos sob controle até combater o câncer. Eles formam um mundo inteiro dentro do seu corpo, coletivamente chamado de seu microbioma, e desempenham um papel crítico no treinamento e desenvolvimento dos principais componentes da sua imunidade.

A prescrição excessiva de antibióticos, uma das características da vida moderna, criou o problema crescente da resistência bacteriana. Nós, frequentemente, dependemos de medicamentos para soluções rápidas em vez de confiar nos sistemas naturais dentro de nosso corpo para manter as doenças e enfermidades sob controle. Ao saber como o seu microbioma funciona e como cuidar dele, você pode aumentar a sua imunidade. Cuide desses microrganismos úteis, e eles terão prazer em cuidar de você.

OS FUNDAMENTOS

Pode parecer estressante perceber que milhões de bactérias e vírus estão fazendo companhia a você todos os dias. Mas, como um dos meus professores costumava dizer: "Sem coragem, sem glória!"

Alguns são perigosos, até mortais, sim, mas a maioria ajuda sua saúde mantendo o equilíbrio. Alguns vírus, por exemplo, vivem dentro de você por toda a sua vida sem causar nenhum dano. Eles e seus amigos habitam o seu microbioma, outro sistema do seu corpo que funciona em conjunto com o seu sistema imunológico. Microbiota, um termo relacionado, indica microrganismos em uma área específica, enquanto o microbioma se refere ao quadro geral. Pense na microbiota como uma cidade e no microbioma como o planeta inteiro. Algumas pessoas usam os dois termos de forma intercambiável, mas, para os propósitos deste livro, vamos usá-los corretamente: microbiota para uma área específica, microbioma para todo o ecossistema.

O microbioma consiste em, aproximadamente, 100 trilhões de microrganismos. Os micróbios superam as células humanas em 10:1. Você tem mais micróbios no seu corpo do que células. A principal diferença entre as bactérias que vivem em uma maçaneta, por exemplo, versus o que reside em seu corpo é que a maioria das bactérias dentro de você é segura e provavelmente boa para você.

MICROVOCABULÁRIO

- Microrganismo: um organismo microscópico, geralmente uma bactéria, fungo ou vírus.
- Micróbio: um microrganismo, especialmente uma bactéria, que pode causar doença ou fermentação.
- Microbiota: microrganismos localizados em uma área específica.
- Microbioma: toda a comunidade de microrganismos do corpo.

A primeira bactéria a colonizá-lo veio de sua mãe e o ajudou a se manter saudável desde o nascimento. Vieram do canal do parto ou da pele da sua mãe em um parto por cesariana. Essa microflora "boa" passa através das gerações e ajuda no desenvolvimento inicial do cérebro. Bebês amamentados recebem força imunológica adicional por meio do leite materno, que é rico em bactérias boas do corpo da mãe. Esses primeiros micróbios no intestino de um recém-nascido quebram os açúcares no leite materno e preparam o cenário para o resto da vida de uma pessoa.

A maioria dos micróbios entra no seu corpo através de alimentos e bebidas. Eles ficam no trato digestivo, geralmente no intestino grosso. Todos eles — bactérias, fungos, protozoários, vírus — contêm material genético que se comporta como seus próprios genes. Por eles serem tão pequenos, você pode pensar que são muito básicos, mas apenas as bactérias no microbioma contêm 200 vezes mais genes do que você tem. Nada sobrevive por 3,5 bilhões de anos sem dar alguns socos inesperados!

As bactérias vivem e se conectam ao seu sistema imunológico em praticamente todos os órgãos. Elas existem na pele, dentro do nariz, na boca e garganta, na vagina e, principalmente, no intestino. Essa interação constante mantém o sistema imunológico do seu corpo e os microrganismos inquilinos sob controle. Os pesquisadores continuam a descobrir como o sistema imunológico e o microbioma trabalham juntos, incluindo como diferentes doenças podem alterar a composição do intestino. Esse conhecimento poderia nos permitir evitar que algumas doenças ocorressem antes de tudo.

Bactérias na pele

Diariamente, a sua pele encontra toxinas, organismos hostis e outros estresses. Ela atua como uma barreira física protetora entre os órgãos internos e o ambiente, sim, mas também é um órgão imunológico ativo.

Estima-se que 20 bilhões de células T vivem na sua pele, muito mais do que no resto do seu corpo. Essas células imunes afastam bactérias, fungos e vírus ruins antes que eles possam entrar. Atravessada por uma rede de vasos sanguíneos e linfáticos, sua derme — o termo médico para o tecido da pele abaixo da superfície — contém linfócitos, leucócitos, mastócitos e macrófagos. Por que tantos tipos diferentes? Se você se cortar, mesmo que seja um corte bem pequeno, qualquer bactéria ruim na superfície da sua pele (a epiderme) pode entrar. Feridas por punção são ainda piores, criando portais livres de oxigênio diretamente para dentro do seu corpo.

Lembre-se, seu corpo constantemente realiza patrulhas, buscando invasores estrangeiros. As tatuagens sobrevivem porque as células do sistema imunológico em sua pele comem a tinta e a passam para a próxima geração de células. Estudos mostram que o pigmento da tatuagem pode sofrer ciclos sucessivos de captura e liberação sem desaparecer, o que cria uma resposta imune constante. Os componentes da tinta de tatuagem são, em sua maioria, fabricados, portanto, não são naturais para o corpo, mas as nanopartículas da tinta podem viajar por todo o corpo, causando aumento dos gânglios linfáticos e reações alérgicas. Isso dá muito trabalho desnecessário para o sistema imunológico apenas para ter uma imagem bonita em seu corpo. Eu tenho quatro tatuagens. Eu não me arrependo delas, mas, se eu pudesse voltar no tempo e falar com o meu eu adolescente, eu diria: "Pule as tatuagens."

Bactérias no corpo

No intestino, as bactérias ajudam a digerir alimentos, proteger seus intestinos de patógenos transmitidos por alimentos e criar vitaminas, como B_{12} e K, que seu corpo não produz de outra forma. A maioria das pessoas tem um bom equilíbrio de mais de mil tipos diferentes de bactérias. Elas vêm em diferentes formas e tamanhos e cumprem diferentes funções. Muitas ajudam na digestão, mas também podem servir como um sistema de proteção precoce.

Quando você come, introduz muitas novas bactérias na boca. As bactérias boas, que já estão lá, matarão um monte de bandidos, e escovação regular dos dentes e uso do fio dental removerão os sorrateiros e teimosos que sobrevivem. Se esse equilíbrio favorecer as bactérias ruins, pode resultar em mau hálito, gengivite (inchaço das gengivas), cavidades, cárie dentária e até doenças cardíacas. É isso mesmo, não cuidar da boca pode levar a bactérias ruins na corrente sanguínea, o que pode prejudicar o coração. Halitose é a maneira do seu corpo de lhe dizer que algo não está certo.

TÉTANO

A vacina contra o tétano — que todas as crianças em idade escolar recebem e os adultos devem receber como reforço a cada dez anos — previne o desenvolvimento do trismo. Essa doença pode resultar da exposição à bactéria do tétano, que adora o ambiente de baixo oxigênio das feridas por punção. (Não tem nada a ver especificamente com ferrugem, um equívoco comum.) As bactérias fazem com que os músculos se contraiam em espasmos terríveis, o que se mostra fatal em cerca de 10% dos casos diagnosticados. A vacina contra o tétano estimula o sistema imunológico a combater essas bactérias ruins.

Outras doenças, como obesidade, síndrome do intestino irritável (SII) e diabetes, podem se desenvolver quando você ingere açúcares processados, gorduras e produtos químicos demasiadamente em vez de alimentos naturais e benéficos, como vegetais. Os vegetais contêm prebióticos, uma palavra chique para compostos que ajudam suas boas bactérias intestinais a florescer. (Mais sobre prebióticos em breve.) As pessoas que desenvolvem essas doenças geralmente têm porcentagens mais baixas do que o normal de bactérias boas em suas entranhas.

> ## SAÚDE DAS GENGIVAS E DO CORAÇÃO
>
> Um estudo de 2014 do *American Journal of Preventive Medicine* descobriu que as pessoas com doença gengival gastaram de 10% a 40% mais em cuidados cardiovasculares.[7] *Estimativas colocam o risco de doença gengival afetar seu coração em 20%, e pesquisas adicionais mostram ligações entre problemas de saúde bucal e doenças respiratórias, osteoporose e câncer.* As doenças bucais causam inflamação, e a inflamação crônica em qualquer lugar sobrecarrega o sistema imunológico, permitindo que outras doenças se instalem. Então, escove os dentes, passe o fio dental e veja o seu dentista regularmente.

Bacteroidetes: os mocinhos

Essas bactérias crescem no solo, em frutas e vegetais, na água do mar, nos seres humanos e em outros animais. Uma população equilibrada de Bacteroidetes produz ativamente metabólitos que ajudam a reduzir a inflamação em seu corpo. Uma dieta rica em fibras pode aumentar seu número, enquanto uma dieta pobre em fibras reduz a capacidade do seu corpo de responder adequadamente à inflamação, particularmente o tipo causado por alergias nos pulmões.

Firmicutes: os vilões

Essas bactérias não tão fofinhas povoam fortemente o intestino. Quando superam em número as suas contrapartes boas, os Firmicutes podem prejudicar o metabolismo da glicose e da gordura. Alguns estudos descobriram que uma proporção aumentada de Firmicutes se correlaciona com um aumento na obesidade e no diabetes tipo 2. Ter muitos Firmicutes pode desequilibrar seu metabolismo e seus níveis de energia. Os imunologistas acreditam que as bactérias que tornam as pessoas mais propensas à obesidade atuam drenando a energia de seu corpo, o que as torna ainda mais suscetíveis a condições de saúde relacionadas à obesidade.

O eixo intestino-cérebro

Os cientistas referem-se cada vez mais ao intestino humano como o segundo "cérebro" do corpo, porque ele contém, aproximadamente, 100 milhões de neurônios, mais do que a medula espinhal ou o sistema nervoso juntos.[8] Esses neurônios controlam muitos reflexos, incluindo a secreção de enzimas para ajudar a quebrar os alimentos e a contração dos músculos que ajudam na digestão.

Felicidade bacteriana

Durante situações estressantes, esse nó ou a sensação de queda no estômago é uma conversa entre o cérebro e o intestino. A serotonina, o "hormônio da felicidade", envia mensagens para as células que ajudam a regular as emoções e a felicidade. Mas, ao contrário da crença popular, esse neurotransmissor vem principalmente (cerca de 90%) do intestino, *não* do cérebro, e influencia muito a imunidade intestinal.[9] Ele também ajuda a manter a temperatura corporal, auxilia na digestão e melhora o fluxo sanguíneo, a respiração e o sono.

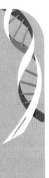

CONFIE NAS SUAS ENTRANHAS

Os neurônios que conectam sua mente e seu intestino se comunicam mais do que apenas na hora da fome. Eles desencadeiam a sensação de borboletas no estômago quando você se sente nervoso ou ansioso, ou um aperto quando se sente assustado. O sistema nervoso entérico menos conhecido percorre todo o seu trato digestivo, do esôfago ao ânus. Ele usa a mesma rede de neurônios e neurotransmissores que o sistema nervoso central e desempenha um papel significativo na saúde mental e outros distúrbios. A ciência sobre essa conexão continua a se formar, mas é sempre uma boa ideia prestar atenção às mensagens que seu corpo está lhe enviando.

Eixo Intestino-Cérebro

Microbiota normal
- Emoções normais
- Tolerância imune
- Microbiota intestinal normal
- Barreira intestinal intacta

Microbiota anormal
- Depressão, ansiedade
- Ativação imune
- Disbiose
- Disfunção da barreira

Um estudo mostrou que uma mistura de bactérias, principalmente *Turicibacter sanguinis* e *Clostridium sporogenes*, assinalou células intestinais para aumentar a produção de serotonina. Os ratos de laboratório criados sem essas bactérias tinham 50% menos serotonina do que um grupo de controle. Quando os pesquisadores adicionaram as bactérias em falta aos camundongos deficientes, seus níveis de serotonina aumentaram para o normal.[10]

O MICROBIOMA E O SISTEMA IMUNOLÓGICO

Os pediatras incentivam os pais a deixar seus bebês rastejarem no chão. Essa atividade não apenas ensina aos pequenos sobre superfícies, cheiros e sensações de profundidade e gravidade, mas também os apresenta a muitos microrganismos. Essa exposição precoce ajuda a construir o sistema imunológico dos bebês.

No pico de desempenho, o intestino tem seu próprio sistema imunológico ativo que o protege de vírus indesejáveis, produtos químicos e outros fatores ambientais. Quando más escolhas ou boas intenções perturbam o equilíbrio do seu sistema, a doença pode acontecer muito mais facilmente. Essas boas intenções referem-se ao que os pesquisadores chamam de hipótese da higiene. A teoria sustenta que a higiene pessoal extrema levou a um aumento de doenças por causa da exposição reduzida a micróbios naturais e amigáveis. Em essência, estamos lavando, higienizando e medicando todas as defesas naturais do nosso corpo. Se você não suar muito, não precisa tomar banho todos os dias. A cada dois dias é melhor para a sua pele e o seu sistema imunológico.

Os medicamentos e a ciência moderna nos ajudam a combater doenças, mas consumir alimentos sintéticos e antibióticos excessivos, entre outros maus hábitos, prejudicam a diversidade de bactérias que combatem doenças em seu microbioma. Esse desequilíbrio coloca seu corpo em uma posição mais fraca quando ameaças sérias se aproximam. É como tirar metade de um exército defensivo da batalha antes que o exército invasor duplique suas forças. Os soldados defensores não serão capazes de defender o castelo, muito menos de empurrar os invasores de volta.

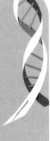

BEM-VINDO AO VIROMA

Os vírus são as entidades biológicas mais comuns na Terra, e você tem mais deles dentro de você do que provavelmente sabe. Pelo menos 38 trilhões de bactérias habitam seu microbioma, juntamente com 380 trilhões de vírus.[11] Eles coexistem com você de forma pacífica e benéfica na maioria das vezes. Alguns deles até matam bactérias ruins, impedindo-o de ficar doente.

Os patógenos podem tirar proveito de ambientes microbianos mal gerenciados e crescer incontrolavelmente. Esse crescimento oportunista pode causar inflamação grave, porque os guardas imunológicos do corpo foram desativados ou simplesmente não estão lá. É por isso que a disbiose intestinal pode ser tão prejudicial para a sua saúde geral.

Bactérias versus câncer

Algumas bactérias intestinais desencadeiam inflamação e até câncer. Os pesquisadores têm tentado identificar os mecanismos que permitem que o câncer se desenvolva nas células epiteliais, por exemplo. Com o câncer de cólon, nem sempre uma espécie de bactéria é responsável. Mas é possível que esse tipo de câncer epitelial resulte de uma mudança nos tipos de bactérias intestinais.

Ao mesmo tempo, os cientistas estão examinando as bactérias para ver se elas podem curar o câncer. No Instituto Parker de Imunoterapia para o Câncer, realizei um ensaio clínico de fase inicial tentando responder a uma pergunta: as bactérias intestinais podem ajudar pacientes com melanoma avançado a combater o câncer?

Já sabemos que um microbioma desequilibrado permite que as doenças se instalem. Um aumento na permeabilidade intestinal pode permitir que nutrientes, minerais e sais vazem e penetrem em outras camadas, levando a distúrbios inflamatórios, como artrite reumatoide e diabetes tipo 1. Pacientes com um bom equilíbrio intestinal respondem melhor à imunoterapia, então teorizamos que as bactérias intestinais certas poderiam servir como uma nova ferramenta de imunoterapia. Esse estudo que eu ajudei a projetar, escrever, conduzir e avaliar foi um dos primeiros do gênero.

Meus colegas e eu fizemos parceria com instituições líderes e especialistas no país inteiro para testar nossa hipótese. O ensaio clínico examinou se a alteração do microbioma intestinal de pacientes com câncer poderia melhorar ou alterar suas respostas à imunoterapia. Antes, durante e após o tratamento de imunoterapia, sequenciamos os intestinos de todos os pacientes participantes para analisar as alterações em seus tumores e acompanhar as alterações em seus sistemas imunológicos. Infelizmente, a pandemia de covid-19 nos forçou a interromper o estudo, mas evidências subsequentes sugerem que nossa hipótese estava correta.

DANOS E DIVERSIDADE

Seu intestino gerencia uma poderosa relação simbiótica entre o resto do seu corpo e as criaturas que ajudam a digerir sua comida e manter os canos limpos. Não pense em você e em todas as bactérias que vivem no seu corpo como invasores, mas como extensões benéficas dele. Perturbar esse equilíbrio pode criar um ambiente disfuncional.

Quando micróbios causadores de doenças se acumulam no corpo ao longo do tempo, eles alteram os processos metabólicos e a atividade genética, desencadeando respostas imunes anormais. Novas pesquisas parecem indicar que as doenças autoimunes passam pelas famílias não estritamente através da herança de DNA, mas também através da transmissão do microbioma da família.[12] Você pode redefinir seu microbioma, como verá na Terceira Parte deste livro, mas, primeiro, deve saber quais fatores o danificam. Então você pode trabalhar para repará-lo e fortalecê-lo.

Desequilíbrio

Os cientistas chamam o desequilíbrio bacteriano no corpo, particularmente no intestino, de disbiose. Ela interfere no fluxo de trabalho normal do seu corpo, predispondo-o à obesidade, SII e, em alguns casos, até mesmo ao câncer colorretal. Evidências crescentes mostram uma conexão clara entre disbiose e aumentos de diabetes, fibromialgia, distúrbios metabólicos, esclerose múltipla, distrofia muscular, obesidade, artrite reumatoide e outras condições. Ainda não está claro se a disbiose contribui para o desenvolvimento dessas doenças ou se correlaciona com seus precursores, mas a conexão ainda preocupa os pesquisadores de metabolismo.

Muitos fatores podem levar à disbiose, incluindo o empobrecimento ambiental. Sim, você leu bem a última frase. A falta de diversidade na microbiota intestinal pode começar em escala global e até mesmo afetar indivíduos. A degradação ecológica ocorre quando os habitats, as populações de predadores e a biodiversidade de animais e plantas diminuem. Poluir o planeta, desmatar florestas tropicais e construir shoppings diminuem a diversidade de modo transversal. O efeito dominó resultante pode reverter a evolução e mover a vida de volta para estados menos complexos e estáveis. Os cientistas acreditam que os danos em um nível macro se correlacionam com um declínio nas bactérias boas em seu microbioma.

Nas últimas décadas, muitas doenças relacionadas ao sistema imunológico tornaram-se mais comuns. Esse aumento aconteceu primeiro nos países ocidentais e se espalhou mais recentemente para as nações em desenvolvimento. Essas doenças incluem alergias, doenças inflamatórias intestinais, distúrbios metabólicos, diabetes tipo 1, esclerose múltipla e câncer colorretal. Os imigrantes para os países ocidentais têm maior probabilidade de desenvolver muitas dessas doenças, especialmente se eles se deslocam antes dos 5 anos, o que aponta para o impacto dos fatores de risco ambientais precoces. O que acontece no mundo em geral pode espelhar o que está acontecendo dentro do seu corpo. Um influencia o outro, de maneiras positivas e negativas. Mudar o mundo pode mudar a sua saúde, e vice-versa. Como você pode fazer isso em nível pessoal? Respeite e proteja os habitats locais. Não deixe que os seus animais de estimação matem a fauna local. Apoie fazendas locais. Compre orgânicos. Plante flora local e amigável a polinizadores. Reduza, reutilize, recicle.

Outras origens para a disbiose incluem dieta pobre, antibióticos de amplo espectro, uso de álcool e má higiene dental. A boa notícia é que, também nesse nível pessoal, você pode controlar ou modificar a maioria dessas considerações comendo de forma saudável, tomando antibióticos criteriosamente, abandonando produtos antibacterianos que contenham triclosan ou triclocarban, reduzindo ou eliminando sua ingestão de álcool e cuidando de sua boca — tudo isso significa reverter os danos ao seu microbioma.

Além disso, nem toda disbiose é ruim. Por exemplo, o transplante fecal funciona bem para tratar pessoas que sofrem de colite por *Clostridium difficile* ou diabetes tipo 2. O próximo grande avanço da medicina pode ser apenas entender as conexões desconhecidas entre os diferentes sistemas em seu corpo e as doenças que tentam se estabelecer neles.

PREBIÓTICOS E PROBIÓTICOS

Primeiro, uma nota sobre a terminologia. Prebióticos, alimentos tipicamente ricos em fibras, ajudam sua microbiota intestinal existente a prosperar. Os alimentos probióticos contêm microrganismos vivos — as boas bactérias — para ajudar a restaurar o equilíbrio do seu sistema. Nos últimos anos, ambos surgiram no senso comum, entrando em alimentos, pílulas e até produtos de beleza. Mas eles não são todos (criados) igualmente.

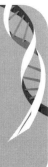

CULTURA DO IOGURTE

Ilya Mechnikov, ganhador do Prêmio Nobel de Medicina, propôs que o envelhecimento resulta de toxinas bacterianas no intestino e que as bactérias produtoras de ácido láctico podem retardar o processo de envelhecimento. Em uma palestra de 1905, ele vinculou micróbios no leite azedo à longevidade dos búlgaros, desencadeando um aumento imediato e internacional na demanda por iogurte.[13]

Os probióticos podem melhorar a sua saúde, deslocando bactérias potencialmente prejudiciais. Mas os benefícios se aplicam apenas a um pequeno número de condições, e o mercado para elas tem pouca regulamentação. Eles não precisam funcionar para serem vendidos, e o controle de qualidade pode ser negligente. Os probióticos embalados não ajudam tanto quanto os alimentos naturais, e alguns podem causar infecções em pessoas com sistemas imunológicos enfraquecidos.

BIÓTICOS MELHORES

- Bons prebióticos: alho, cebola, alho-poró, aspargos, folhas de dente-de-leão, algas marinhas.
- Bons probióticos: kefir, iogurte com culturas ativas vivas, chucrute, tempeh, kombucha, kimchi, missô.

Entre 2016 e 2017, a FDA inspecionou mais de 650 instalações que fabricam suplementos alimentares, encontrando violações em mais da metade delas. As violações incluíam receios sobre a pureza, a força e até mesmo a identidade dos produtos. As instalações fabricavam uma variedade de suplementos, incluindo probióticos e prebióticos.[14] Alguns suplementos probióticos contêm organismos. Acredita-se que a contaminação do suplemento tenha resultado na morte de uma criança em 2014.[15]

A melhor maneira de incorporar prebióticos e probióticos em sua dieta é comer alimentos naturais e orgânicos.

SEXO E O MICROBIOMA

Desde o nascimento, seus hormônios influenciam o seu microbioma. A menos que você altere seus hormônios naturais, eles continuam a afetar a microbiota intestinal ao longo da sua vida. Hormônios sexuais potencialmente determinam os tipos de bactérias em seu corpo. Na adolescência, quando a produção de hormônios sexuais floresce de verdade, as diferenças microbiológicas entre homens e mulheres também se manifestam. A mudança dos níveis de estrogênio impulsiona as meninas para a feminilidade, enquanto os níveis estáveis de testosterona impulsionam os meninos para a masculinidade.

Algumas doenças não parecem específicas do sexo, mas, por exemplo, mais mulheres do que homens recebem diagnósticos de depressão clínica. As pessoas com depressão têm microbiomas diferentes das pessoas que não sofrem dessa doença. Alguns distúrbios gastrointestinais, como a SII, afetam as mulheres duas vezes mais do que os homens. As crianças identificadas como do sexo masculino no nascimento são mais propensas a receber diagnósticos do espectro do autismo e, como você adivinhou, suas bactérias intestinais também diferem. Oscilações nas quantidades ou proporções desses hormônios — que naturalmente existem em todos nós — poderiam explicar por que as mulheres têm um microbioma mais diversificado e mais mutável do que os homens. Também é possível que as respostas imunes sejam diferentes entre homens e mulheres por causa desses microbiomas variados.

Se tudo parece meio delirantemente complicado, é porque é. Continue escutando. A vida é tão complexa quanto os sistemas que a mantêm.

ENTRE EM AÇÃO

- Se você tem tatuagens, dê ao seu sistema imunológico uma pausa ao não adicionar outras à mistura. Se não tem tatuagens, continue assim.

- Certifique-se de que o seu reforço de tétano está atualizado.

- Se você tiver um bebê em idade de engatinhar, deixe-o explorar o chão (enquanto fica de olho nos riscos de asfixia).

- Se você não suar demais, tome banho a cada dois dias.

- Respeite e proteja os habitats locais. Não deixe que os seus animais de estimação matem a fauna local.

- Apoie as fazendas locais e compre orgânicos.

- Plante flora local e amigável a polinizadores.

- Coma de forma saudável. Incorpore aspargos, folhas de dente-de--leão, alho, kefir, kimchi, kombucha, alho-poró, missô, cebola, chucrute, algas marinhas, tempeh e iogurte com culturas ativas vivas em sua dieta.

- Evite antibióticos desnecessários e produtos antibacterianos contendo triclosan ou triclocarban.

- Ouça o seu dentista e cuide bem da sua boca.

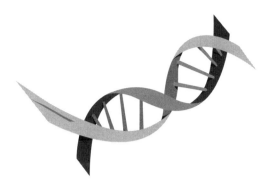

4.

LIGAÇÕES QUEBRADAS: QUANDO OS SISTEMAS DÃO ERRADO

> "Tudo pode ser tirado de um homem, exceto uma coisa: a última das liberdades humanas — escolher a atitude de alguém em qualquer conjunto de circunstâncias, escolher o próprio caminho."
>
> — VIKTOR FRANKL, *A busca do homem pelo sentido*

A vida moderna corrida parece muito importante, até que alguém que você ame ou você mesmo fique doente. Quando o seu sistema funciona mal, você entende rapidamente que nada importa mais do que a sua saúde. Na maioria das vezes, seu sistema imunológico funciona como deveria, defendendo seu corpo contra organismos invasores, poluição e produtos químicos. Mas nem sempre.

Uma ligação genética quebrada, o desenvolvimento de uma doença devastadora ou uma reação súbita podem fazer com que todo o sistema falhe. Os imunologistas veem isso diariamente em pacientes com distúrbios autoimunes e imunodeficiências. As condições autoimunes são frequentemente descritas como raras, mas não são incomuns. Diabetes tipo 1, hipotireoidismo e esclerose múltipla afetam entre 14,7 e 23,5 milhões de pessoas apenas nos Estados Unidos, quase 10% da população. A categoria autoimune inclui mais de oitenta doenças, muitas delas crônicas e debilitantes, como a artrite reumatoide.

Antes da covid-19, mais de 6 milhões de pessoas em todo o mundo estavam lidando com imunodeficiências de longo prazo.[16] À medida que médicos aprendam mais sobre a covid longa, esses números provavelmente aumentarão. A comunidade médica já está vendo um aumento nos problemas de imunidade após a exposição ao coronavírus SARS-CoV que a causa. As imunodeficiências podem deixá-lo vulnerável a novas infecções e colocá-lo em risco de desenvolver distúrbios autoimunes, câncer e outras doenças. Deficiências resultam de um sistema imunológico prejudicado. Em distúrbios autoimunes, o sistema imunológico ataca a si mesmo. Quanto mais forte for o seu sistema, mais forte será o ataque. É por isso que você precisa não só fortalecer a sua imunidade, mas também otimizá-la.

DISTÚRBIOS AUTOIMUNES

Quando o sistema imunológico ataca proteínas em seus próprios tecidos, ocorre a autoimunidade. Com distúrbios autoimunes, os sistemas de alerta precoce do seu corpo podem falhar, ou suas células imunológicas podem não funcionar corretamente. Nem todos os distúrbios imunológicos resultam de causas genéticas, e nem todas as doenças autoimunes são criadas da mesma forma. Alguns componentes genéticos podem estar por trás do distúrbio, mas nem sempre são a principal causa. Alguns distúrbios autoimunes resultam de infecções, outros da exposição a produtos químicos e outros de escolhas alimentares. Por esses motivos, muitas pessoas desenvolvem distúrbios de imunidade mais tarde na vida. Essas doenças não discriminam quando se trata de idade, etnia, renda ou mesmo status de celebridade. Algumas doenças autoimunes são fáceis de serem administradas. Outras tornam-se uma batalha para a vida inteira.

Tudo — o ar que você respira, a comida e a água que consome, os produtos de higiene pessoal que usa, o ambiente ao seu redor — afeta sua saúde agora e no futuro. Quando seu corpo encontra muitos produtos químicos ou seu microbioma fica desequilibrado, seus sistemas de defesa podem funcionar mal, resultando em muitos dos problemas discutidos neste capítulo. Nos últimos trinta anos, o número de casos diagnosticados de doenças autoimunes dobrou nos Estados Unidos.[17] Pesquisadores apontam para produtos químicos específicos, incluindo mercúrio, pesticidas e fumaça de cigarro. Muitas variáveis socioeconômicas também estão relacionadas a este aumento contínuo, incluindo a superexposição crônica a microplásticos, chumbo, arsênico e outros produtos químicos nocivos.

Um estudo, publicado em 2007, mostra um exemplo trágico de como a exposição química pode afetar o sistema imunológico e causar doenças. Ele examinou um aumento nos casos de lúpus em uma subdivisão habitacional construída no topo de um campo de petróleo extinto em Hobbs, Novo México.[18] O campo de petróleo fechou em 1967. Os desenvolvedores construíram a subdivisão em 1976, e os esforços de remediação estavam em vigor desde 2000. A petroleira tinha instalado um sistema de recuperação de vapor e uma bateria de tanque para reduzir os vapores do tanque de armazenamento. Ainda assim, os residentes em um raio de seis quarteirões notaram regularmente um cheiro de ovo podre no ar e óleo preto escorrendo de seus quintais. O número de casos de lúpus nesta área foi 30 a 99 vezes maior do que na população em geral.[19]

Um quarto dos participantes do estudo tinha níveis sanguíneos detectáveis de pristano, fitano ou ácido pristânico. Todas as pessoas com esses produtos químicos no sangue também tinham distúrbios do sistema imunológico. Quando os pesquisadores analisaram suas amostras de sangue, eles notaram uma diferença significativa no número de células B e células assassinas naturais. Essa comunidade não teve apenas um número maior do que o normal de casos de lúpus. Os residentes também tinham muito mais problemas neurológicos, cardiovasculares, respiratórios e gastrointestinais. Tudo devido a uma operação que tinha terminado quatro décadas antes. Esse tipo de dado ressalta por que é tão importante limitar sua exposição a produtos químicos nocivos. Os médicos não sabem os mecanismos exatos pelos quais os produtos químicos levam a distúrbios autoimunes, mas a conexão é cristalina.[20] As toxinas podem fazer com que os sistemas de alerta do seu corpo funcionem mal e colocá-lo em alerta máximo. Quando isso acontece, seu sistema imunológico tem como alvo células contaminadas pelos produtos químicos, criando autoimunidade. No estudo de Hobbs, Novo México, os moradores encontraram esses produtos químicos no ar que respiraram todos os dias e nos quintais onde seus filhos brincavam — anos de exposição constante à contaminação toda vez que bebiam um copo de água ou cortavam a grama.

Aqui está outro exemplo da minha vida. Em um domingo, uma amiga me ligou em pânico. Ela acordou naquela manhã e encontrou tufos de cabelo no travesseiro. Mais tufos caíram enquanto ela tomava banho. Ela preferia itens naturais a versões processadas ou embaladas, e não comia muita carne. Ela não tinha tido nenhuma operação ou hospitalização recente, embora estivesse se sentindo "diferente" ultimamente. Sua saúde parecia boa até alguns meses antes, quando alguns sintomas estranhos se desenvolveram. Ela se sentiu bêbada depois de apenas uma taça de pinot noir. Seu cabelo, nunca tratado quimicamente, ficou sem vida e quebradiço. Ela se sentia enjoada e tonta sem motivo aparente. Ela tossia esporadicamente, quase como se tivesse desenvolvido novas alergias. Ela nunca tinha tido bronquite antes. Queixava-se de pele seca por todo o corpo, acompanhada de leve ansiedade.

Encaminhei-a para uma consulta com um imunologista de confiança. Ela não atendia aos critérios tradicionais para lúpus, o que significava que testes adicionais seriam necessários. Ela consultou um reumatologista, um alergista e até mesmo seu ginecologista. Depois daquela extensa turnê médica, ela se sentiu mais confusa do que nunca. Os especialistas não descartaram uma condição autoimune, mas também não a confirmaram. Contudo, ela testou positivo para todos os marcadores de inflamação.

Acontece que seus problemas de saúde começaram seis meses antes de ela me ligar, quando se mudou para sua nova casa. Posteriormente, ela teve sua água testada e descobriu que continha mais de vinte produtos químicos causadores de câncer. Eles entravam em seu corpo cada vez que ela tomava uma bebida, cozinhava uma refeição, escovava os dentes, tomava banho ou lavava o cabelo. Sua nova casa ficava a apenas alguns quilômetros de uma refinaria de petróleo. Ela não tinha uma doença autoimune. Seu problema era água tóxica. Como expliquei a ela, quando o sistema imunológico ataca tecidos saudáveis em nosso corpo, a inflamação acontece. Isso pode causar problemas nas articulações e na pele, até mesmo falência de órgãos, juntamente com dor, fadiga e outros sintomas inespecíficos. Com a maioria das doenças autoimunes, os sintomas parecem tão semelhantes a outras doenças que muitas pessoas sofrem longos períodos de diagnóstico incorreto. Pesquisas recentes indicam que receber um diagnóstico correto de doença autoimune nos Estados Unidos leva mais de quatro anos e quase cinco consultas médicas.[21]

As doenças autoimunes são tão variáveis que é difícil até mesmo para os especialistas identificá-las adequadamente, a menos que lidem com elas diariamente. Mesmo assim, pode ser um caminho desafiador. Testes laboratoriais, avaliações clínicas e uma bateria de exames ajudam a distinguir doenças autoimunes de outras doenças. Testes comuns de autoanticorpos, embora úteis, podem causar ainda mais confusão se realizados incorretamente.

A intoxicação química também não é a única causa de doenças autoimunes. Microbiota desequilibrada pode prejudicar seus intestinos, que normalmente param a maioria dos patógenos invasores em suas trilhas. Um círculo vicioso então se forma. Um intestino comprometido, quando atingido por produtos químicos tóxicos, torna-se mais fraco e menos eficaz à medida que a exposição continua.

Pessoas com distúrbios autoimunes têm uma variedade de opções de tratamento que incluem medicação e mudanças na dieta. Isso mesmo: de acordo com pesquisas crescentes, o que você come pode ajudar a regular a inflamação e as respostas autoimunes. Muitos distúrbios, incluindo hipertensão, doenças cardiovasculares e derrames, estão intimamente relacionados ao consumo excessivo de sal e ácidos graxos poli-insaturados (PUFAs).[22] Durante anos, as comunidades médicas e nutricionais aconselharam as pessoas a evitar gorduras saturadas e, em vez disso, escolher gorduras insaturadas, o que é um bom conselho, mas você deve evitar completamente a gordura não animal, favorecendo a gordura de origem animal facilmente processada.

Pesquisas recentes revelaram que a microbiota intestinal desempenha um papel significativo em vários distúrbios, incluindo diabetes tipo 1, doença do intestino irritável e obesidade. A microbiota intestinal também pode afetar doenças do sistema nervoso central, como a esclerose múltipla.[23] Esses microrganismos influenciam não apenas o ambiente intestinal, mas também as respostas imunes gerais do corpo, alterando o equilíbrio das células pró e anti-inflamatórias. A modificação da dieta pode representar a estratégia de tratamento mais promissora no contexto da autoimunidade.

DOENÇAS AUTOIMUNES

As doenças autoimunes fazem com que suas células de defesa respondam de modo anormal às células que funcionam normalmente, o que pode prejudicar qualquer tecido ou sistema do corpo. Esses distúrbios são crônicos, sistêmicos e, às vezes, graves. Os cientistas não entendem completamente essas situações em que o sistema imunológico do corpo falha e destrói seus próprios tecidos. Eu os venho estudando há mais de uma década e ainda tenho mais perguntas do que respostas, porque também não há dois pacientes autoimunes iguais.

Muitas figuras públicas compartilharam os detalhes de seus distúrbios autoimunes. Pierre-Auguste Renoir, um dos fundadores do estilo impressionista de pintura, teve um dos primeiros casos bem documentados de artrite reumatoide. A condição o deixou preso a uma cadeira de rodas nos últimos vinte anos de sua vida. Mesmo assim, ele pintou através da sua dor, amarrando o pincel à mão. Mais recentemente, atores como Tatum O'Neal e Kathleen Turner falaram em público sobre suas batalhas com a artrite reumatoide, que muitas vezes os deixa totalmente exaustos. Lady Gaga tem lutado contra lúpus.

> ### NEM TUDO É GENÉTICO
>
> Um dermatologista mundialmente renomado, uma vez, diagnosticou-me com psoríase, uma doença autoimune, jurando que meu caso era genético e que eu não podia fazer nada sobre isso. A psoríase pode ocorrer em famílias, mas eu me recusei a aceitar o seu diagnóstico apocalíptico. Em vez disso, parei de fumar e a doença desapareceu completamente. Pesquisas posteriores revelaram uma ligação entre tabagismo e psoríase.[24] Nem todos os casos são genéticos. Alguns resultam de escolhas de estilo de vida. Mais uma razão para parar de fumar ou não começar, em primeiro lugar.

Daremos uma olhada em algumas das doenças mais comuns, juntamente com algumas personalidades que usam seus palanques para esclarecer essas doenças.

Lúpus

Como muitas doenças autoimunes, o lúpus é uma condição difícil de definir e diagnosticar. Tem sintomas vagos e variáveis, pode aparecer e desaparecer sem aviso prévio, e a gravidade dos sintomas pode variar de um pequeno desconforto até a morte. Os pesquisadores não identificaram nenhum gene ou conjunto de genes como responsáveis pela doença. Quando aparece em famílias sem histórico prévio, ninguém sabe por quê. E dois casos de lúpus nem sempre são iguais. Ele se desenvolve quando os anticorpos destinados a combater infecções atacam os próprios tecidos do corpo. Aproximadamente 90% dos pacientes diagnosticados com lúpus são mulheres, particularmente entre as idades de 15 e 45 anos. Os afro-americanos, hispânicos e asiático-americanos são mais propensos a desenvolver lúpus. A doença ocorre mais comumente em mulheres negras. As afro-americanas são mais de três vezes propensas a ter lúpus do que as mulheres caucasianas. A doença é mais comum em afro-americanos do que em africanos ocidentais, indicando que fatores sociais, alimentares e ambientais desempenham um papel crucial no seu desenvolvimento.

Algumas pessoas têm uma predisposição a lúpus, que pode ser desencadeado por infecções, certos medicamentos ou até mesmo a luz solar. Uma combinação complexa de genética, circunstâncias sociais, dieta, exposições químicas e o meio ambiente provavelmente causa isso, mas ainda não entendemos completamente como. Sabemos que a exposição a pesticidas está relacionada a um risco aumentado de desenvolver a doença. Pessoas com uma predisposição hereditária podem desenvolver a doença se entrarem em contato com um gatilho, como alimentos, drogas ou produtos químicos. Na grande maioria dos casos, a causa original permanece desconhecida. A exposição ao sol pode desencadear um surto em alguém que já o tem, mas não sabemos se o sol sozinho é o culpado ou se afeta a doença devido à exposição química anterior.

A maioria das pessoas com lúpus tem uma forma leve da doença marcada por crises, o que significa que os sintomas pioram por um período antes de melhorar ou mesmo desaparecer completamente. O sintoma mais distinto é uma erupção facial que se parece com asas de borboleta se desdobrando em ambas as bochechas. Esta erupção ocorre em muitos, mas não em todos os casos. Sintomas como problemas respiratórios, dor no peito, descoloração dos dedos das mãos e dos pés, olhos secos, edema, febre, perda de cabelo, dor nas articulações, lesões e outras erupções cutâneas também podem se manifestar. A inflamação de rins, coração, pulmões, vasos sanguíneos e cérebro pode levar a sintomas cada vez mais graves à medida que a doença progride. Os pacientes frequentemente relatam sentir fadiga. O lúpus afeta o sistema nervoso central e o cérebro, causando problemas de memória, dores de cabeça, tonturas, alterações comportamentais, problemas de visão e até derrames ou convulsões. Também pode afetar os vasos sanguíneos. Muitos pacientes têm anemia e um risco aumentado de sangramento e coagulação do sangue. Os vasos sanguíneos impactados diminuem o suprimento de sangue para os ossos, o que permite que pequenas fraturas se formem, levando ao colapso ósseo. O lúpus afeta especificamente os rins, sendo a insuficiência renal a causa mais comum de morte entre os pacientes.

Dois anos depois de se aposentar, o premiado apresentador Charles Kuralt morreu da doença. "O lúpus está presente na minha família", revelou a popstar Lady Gaga em 2010, destacando globalmente a doença.[25] Outros cantores, incluindo Paula Abdul, Selena Gomez e Seal, também divulgaram suas lutas para aumentar a conscientização e o financiamento para a pesquisa.

Pessoas com lúpus desenvolvem, mais frequentemente, inflamação no revestimento da cavidade torácica, o que pode dificultar a respiração. O efeito da doença nos vasos sanguíneos aumenta drasticamente as chances de doenças cardiovasculares e ataques cardíacos. Os pacientes têm um risco maior de desenvolver infecções e câncer. Os médicos aconselham as mulheres que têm lúpus a adiar a gravidez até que tenham a doença sob controle por, pelo menos, seis meses, porque os abortos espontâneos são mais prováveis durante as crises.

Ainda não existe cura, mas os tratamentos podem ajudar a controlar os sintomas.

Esclerose múltipla

As células nervosas no cérebro e na medula espinhal têm um revestimento protetor gorduroso chamado mielina, semelhante ao isolamento que protege os fios elétricos. Um mau funcionamento do sistema imunológico que destrói essa camada de gordura causa esclerose múltipla (EM). Se o dano à bainha protetora expõe a fibra nervosa, as mensagens que viajam ao longo desses "fios" podem desacelerar ou parar completamente. Esse processo, chamado desmielinização, causa paralisia gradual, dependendo de quantas células do sistema nervoso central sofrem danos.

Baixos níveis de vitamina D, exposição limitada à luz solar e tabagismo se correlacionam com essa doença e muitas outras doenças neurodegenerativas. Se você já sofre de outro distúrbio autoimune, como doença da tireoide, anemia perniciosa, psoríase, diabetes tipo 1 ou doença inflamatória intestinal, você tem um risco ligeiramente maior de desenvolver EM. Na maioria das vezes, a genética é responsável por apenas uma pequena parte dos diagnósticos. Outros fatores, como a exposição a xenobióticos (produtos químicos estranhos ao corpo, incluindo pesticidas), desempenham um papel mais significativo nessa doença.

Várias teorias sobre gatilhos alimentares surgiram em resposta à crescente prevalência de doenças autoimunes em países desenvolvidos. Por exemplo, os diagnósticos de EM aumentaram no Japão, que antes tinha baixas taxas da doença. Alguns estudos sugerem que muitos grãos de café cultivados convencionalmente contêm contaminantes prejudiciais à saúde que não apenas causam sintomas de curto prazo, como fadiga, fraqueza e nevoeiro cerebral (dificuldade de concentração, confusão ou desorientação), mas também podem levar a consequências para a saúde em longo prazo, como câncer e doenças neurodegenerativas, incluindo EM.[26]

Os produtores cultivam apenas 3% dos grãos de café comercializados organicamente, o que significa que tratam os outros 97% com pesticidas e produtos químicos. As culturas de café vêm em grande parte do Brasil, da Colômbia, da Etiópia e de outras nações subdesenvolvidas, onde o uso de pesticidas e produtos químicos muitas vezes não é regulamentado. Alguns produtores usam produtos químicos proibidos na América e na Europa para tratar suas plantas de café.[27] Especialistas presumiram por muito tempo que o processo de torrefação destruía pesticidas, mas novas pesquisas revelam que esses produtos químicos podem permear o grão de café verde. Como resultado, a torrefação frequentemente não elimina a contaminação, resultando em resíduos de pesticidas, mesmo em café fermentado. Durante seus estágios iniciais, a inflamação se infiltra no cérebro, no nervo óptico e na medula espinhal, alterando a capacidade de uma pessoa de se mover e andar. Dependendo dos tecidos nervosos afetados, os sinais e sintomas podem variar muito de pessoa para pessoa e ao longo do curso da doença. Os pacientes geralmente sentem dormência ou fraqueza em um ou mais membros, o que geralmente ocorre em um lado do corpo de cada vez. Certos movimentos do pescoço, particularmente dobrando o pescoço para a frente, causam sensações de choque elétrico (chamado sinal de Lhermitte). Os pacientes podem experimentar falta de coordenação, tremores e uma marcha instável. Eles podem ter problemas de visão, como visão dupla ou visão embaçada em longo prazo. Eles geralmente sentem dor ao mover os olhos e podem desenvolver perda parcial ou completa da visão, geralmente em um olho de cada vez. Eles também podem sofrer de fala arrastada, fadiga, tontura, formigamento ou dor em várias partes do corpo e disfunção sexual, intestinal ou da bexiga.

A EM afeta mais de 2 milhões de pessoas em todo o mundo, incluindo Christina Applegate, Selma Blair e Neil Cavuto. Eles e outros falaram sobre seus diagnósticos, tornando mais fácil para o resto de nós aprender e entender a condição. Ela geralmente ataca entre as idades de 20 e 40 anos, afetando as mulheres duas a três vezes mais do que os homens. Estudos recentes indicam que o vírus Epstein-Barr, que causa mononucleose (muitas vezes abreviado para "mono" e às vezes chamado de febre glandular ou doença do beijo), desempenha um papel importante no seu desenvolvimento.[28]

Com a EM, os pacientes experimentam um ciclo de remissão e recaída. A remissão pode durar meses ou mesmo anos. As recaídas podem durar dias ou semanas, depois melhorar parcial ou completamente. No entanto, é uma doença progressiva, o que significa que piora gradualmente. Até o momento, não há cura conhecida, embora os pesquisadores estejam trabalhando na identificação dos gatilhos e biomarcadores como base para desenvolver opções de prevenção e tratamento adicionais.

Artrite reumatoide

No caso da artrite reumatoide, o sistema imunológico ataca as articulações, com danos periféricos que afetam os ossos próximos e outros tecidos relacionados. A AR pode ocorrer em famílias, portanto, os fatores de risco para o desenvolvimento da doença incluem predisposição genética e estilo de vida, especificamente o tabagismo. Ironicamente, o consumo de álcool tem uma associação inversa com suas chances de desenvolver AR,[29] mas o consumo excessivo de álcool pode aumentar o risco de artrite psoriática em mulheres e, claro, levar a muitas outras doenças fatais. Em todo o mundo, mais de 25 milhões de pessoas sofrem com a doença, que afeta duas vezes mais as mulheres do que os homens, geralmente atacando na meia-idade.

Dolorosa e debilitante, essa condição crônica causa graves dificuldades para os pacientes para o resto de sua vida. Surtos agudos geralmente precedem longos períodos de remissão da doença. Na maioria dos casos, ela nunca para de piorar e, frequentemente, leva a um comprometimento quase total. Ela pode encurtar a expectativa de vida de uma pessoa em dez anos, e o número de casos aumenta a cada ano.[30] Glenn Frey, Tatum O'Neal, Kathleen Turner e Aida Turturro, entre outros, todos compartilharam seus diagnósticos com o mundo.

Devido à dificuldade no tratamento dessa doença, o melhor curso de ação se concentra na prevenção primária. De acordo com vários estudos, o exercício físico regular reduz a probabilidade de recorrência da condição. Poucos grandes estudos clínicos avaliaram o impacto dos hábitos de vida na AR, mas os pesquisadores geralmente entendem que comer saudável e evitar a exposição a produtos químicos, incluindo a absorção de microplásticos, pode melhorar enormemente os sintomas e a gravidade.

Medicamentos anti-inflamatórios e imunomoduladores tratam primariamente a doença, mas o alívio bem-sucedido geralmente vem de uma combinação de medicamentos e modificações comportamentais. Embora visando a remissão, é fundamental evitar mais deterioração articular, controlar a inflamação, diminuir a dor e manter a força muscular, a função muscular e a qualidade de vida.

Tireoidite

A glândula tireoide produz uma variedade de hormônios, incluindo a tiroglobulina. Ela também tem células epiteliais, ou de superfície, que desencadeiam a autorreação na tireoidite. Nesta doença, o sistema imunológico ataca as células da tireoide como se fossem corpos estranhos, causando danos celulares e morte celular. Quando o corpo tenta reparar a tireoide, a glândula muitas vezes se expande, causando uma diminuição na produção de hormônio da tireoide. Mas a tireoidite, o inchaço ou inflamação da glândula tireoide, pode levar a uma produção excessiva ou insuficiente de hormônios tireoidianos. Os cientistas não entenderam completamente a condição até 1956, após o trabalho pioneiro de Ernest Witebsky e Noel Rose, que imunizaram coelhos com extratos de tireoide para reproduzir a doença. Deborah Doniach e Ivan Roitt descobriram mais tarde a tireoglobulina e anticorpos da tireoide.

Os médicos muitas vezes diagnosticam erroneamente a condição porque ela exibe uma ampla gama de sintomas potencialmente causados por uma variedade de outras doenças. O seu desenvolvimento também depende de uma série de eventos que ocorrem simultaneamente. Ainda não está claro exatamente como isso ocorre, mas fatores genéticos, circunstâncias sociais, infecções, estresse, exposição à radiação e outros fatores ambientais podem desencadear o início.

É mais provável que você desenvolva tireoidite se já tiver outra doença autoimune, como artrite reumatoide, diabetes tipo 1 ou lúpus, ou se tiver síndrome de Down ou síndrome de Turner. Ela ocorre mais comumente em mulheres de meia-idade, provavelmente devido a alterações na função imunológica durante a gravidez. O consumo insuficiente de iodo e a exposição a altos níveis de radiação também podem desencadear tireoidite.

Nos Estados Unidos, é a causa mais comum de hipotireoidismo (muito pouca tiroglobulina), afetando 1 em cada 50 pessoas, novamente, principalmente mulheres. O hipotireoidismo resulta em sintomas como pele seca, olhos inchados, cabelos e unhas quebradiços e sensação persistente de frio. Hipertireoidismo (muito hormônio da tireoide) afeta 1 em cada 100 pessoas e se manifesta como perda de peso indesejada, alta frequência cardíaca e aumento do nervosismo. A doença de Hashimoto pode causar hipotireoidismo, uma tireoide hipoativa, enquanto a doença de Graves pode causar hipertireoidismo, uma tireoide hiperativa.

Hillary Clinton, Missy Elliott, Gigi Hadid, Zoe Saldaña, Bernie Sanders, Sofia Vergara e Oprah Winfrey têm uma forma ou outra de tireoidite. Endocrinologistas tratam a doença com medicação ou substituição da tireoide.

Diabetes tipo 1

Nesta doença, as células T direcionam e danificam as células beta no pâncreas que produzem insulina, um hormônio que transporta glicose, ou açúcar no sangue, da corrente sanguínea para as células como combustível. Os médicos originalmente pensavam que apenas as crianças desenvolviam esse tipo de diabetes e que apenas essa versão da doença exigia tratamento com insulina, por isso, ela costumava ser chamada de diabetes juvenil ou dependente de insulina. Mas agora sabemos que os adultos podem desenvolver diabetes tipo 1, e as pessoas com diabetes tipo 2 em estágio avançado também podem precisar de insulina. O diabetes tipo 1 representa apenas 5% de todos os diagnósticos de diabetes.

O processo pode estar no corpo, desconhecido, por anos, o que significa que você pode conhecer alguém com esse tipo de diabetes que ainda não foi diagnosticado. Através da divisão celular ou do novo crescimento, as células beta podem se reformar, mas, com o tempo, a destruição supera a reposição. Quando o número de células beta cai cerca de 80%, o corpo não consegue produzir insulina suficiente, os níveis de açúcar no sangue aumentam e o diabetes clínico se desenvolve. Se os níveis de glicose no sangue atingirem níveis inseguros, os pacientes precisam injetar insulina para reequilibrar seu corpo.

Pessoas com um parente de primeiro grau (mãe, pai, irmão, irmã) que tem diabetes tipo 1 são 15 vezes mais propensos a desenvolvê-lo. Pessoas com um parente de segundo grau (tia, tio, primo) têm o dobro da chance. Histórico familiar próximo representa um fator de risco substancial, no entanto, cerca de 85% das pessoas com esse transtorno não têm histórico familiar conhecido da doença. Os médicos geralmente concluem o seu diagnóstico em crianças e adolescentes e, nos Estados Unidos, as pessoas brancas são mais propensas do que as pessoas negras a ter diabetes tipo 1. As crianças que desenvolvem a doença geralmente requerem tratamento com insulina consideravelmente mais cedo e com mais frequência do que os adultos com a doença — por razões desconhecidas.

Os pesquisadores estão investigando vários fatores que podem ativar o ataque. Ele pode resultar de uma lesão ou remoção do pâncreas, ou de uma infecção viral, como sarampo ou poliomielite. Os cientistas estão examinando as proteínas do leite de vaca, a inadequação de vitamina D e as deficiências de ácidos graxos ômega-3 como possíveis gatilhos e estudando as relações da doença com infecções virais, obesidade, estresse psicossocial e microbiota intestinal. Uma nova pesquisa sugere que a obesidade entre pessoas com diabetes tipo 1 aumentou mais rapidamente do que na população em geral. Aproximadamente metade dos pacientes com ela são considerados com sobrepeso ou obesos.[31]

Sonia Sotomayor, uma juíza associada da Suprema Corte dos Estados Unidos, foi diagnosticada com diabetes tipo 1 aos 7 anos de idade. Ela é a primeira pessoa que trabalha no tribunal a ir a público com esse diagnóstico. Ela mede seus níveis de açúcar no sangue regularmente, injeta cuidadosamente insulina e sempre carrega comprimidos de glicose com ela. Ela e outras pessoas que administram a doença com sucesso o fazem com boas escolhas alimentares, ambientais e de saúde.

O rastreamento genético precoce pode identificar quem tem um alto risco de desenvolver a doença. Com esse conhecimento, os médicos podem agir mais cedo para proteger do ataque as células beta. Para aqueles que já têm a doença, os pesquisadores estão tentando desenvolver drogas que podem enganar o sistema imunológico para não atacar ou destruir as células beta produtoras de insulina.

ENTRE EM AÇÃO

- Teste a sua água.

- Se você bebe café regularmente, mude para orgânico.

- Conheça o seu histórico genético. Descubra se algum parente próximo tem ou teve algum tipo de distúrbio autoimune.

- Faça um teste de saúde genético para descobrir se você tem uma predisposição biológica para certas condições.

- Se você estiver em risco de desenvolver um distúrbio ou doença, converse com seu médico sobre as medidas preventivas que você pode tomar, incluindo importantes escolhas de estilo de vida.

- Se você já tem uma condição autoimune, diga à sua família próxima para que eles possam tomar decisões informadas sobre a sua saúde e a deles.

5.

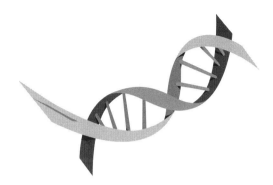

LONGO PRAZO: VIVENDO COM VÍRUS

"É a saúde, que é riqueza real, e não peças de ouro."
— MAHATMA GANDHI

Com doenças autoimunes, seu corpo ataca por engano as suas próprias células, seus tecidos e órgãos saudáveis. As imunodeficiências ocorrem quando o sistema imunológico está comprometido. A imunodeficiência de longo prazo mais conhecida resulta da infecção pelo vírus da imunodeficiência humana (HIV), que, quando não medicado, causa AIDS. Mas vivemos com muitos vírus em longo prazo. Alguns, como o herpes tipo 1, raramente causam problemas substanciais. Alguns, incluindo o vírus da varicela zóster, podem causar dificuldades, geralmente, apenas mais tarde na vida. O coronavírus SARS-CoV causou a epidemia mortal de 2002 e a pandemia de 2019, e os cientistas estão trabalhando para entender a covid longa, uma condição na qual o corpo continua respondendo a uma infecção por coronavírus por muitos meses ou, possivelmente, até anos.

Os vírus, as entidades biológicas mais comuns do planeta, contêm uma importante fonte de diversidade genética que, em grande escala, influencia a dinâmica dos ecossistemas. Os vírus que infectam a nós, humanos, e causam doença constituem uma pequena fração do todo, menos de 0,1%. A maioria é inofensiva para você. Alguns até têm propriedades benéficas, como treinar seu sistema imunológico. Seu corpo conquista e erradica alguns, enquanto outros permanecem dentro de você para o resto da sua vida. Virologistas e imunologistas referem-se à capacidade de certos vírus de permanecer por meses ou anos depois de se sentir melhor como "persistência". Alguns vírus persistentes podem se tornar latentes, o que significa que eles ficam dormentes, mas ressurgem no futuro, às vezes décadas depois. Com vírus latentes, não há despedida carinhosa.

Daremos uma olhada em um punhado de vírus comuns com os quais coexistimos.

CATAPORA/HERPES ZÓSTER

O vírus da varicela zóster (VZV) causa catapora e herpes zóster. Muitas pessoas contraíram o vírus na infância antes da introdução generalizada da vacina contra a varicela na Ásia, na década de 1980, e na América, em 1995. Para aqueles que o pegaram quando crianças, o vírus permanece dormente no corpo por toda a vida, geralmente em células nervosas em ambos os lados da coluna vertebral. Mais tarde, muitas vezes, após problemas gástricos agudos ou à medida que o sistema imunológico diminui naturalmente com a idade, o vírus pode reativar e causar cobreiro, uma erupção cutânea dolorosa que pode se espalhar por todo o corpo. A maioria das pessoas que desenvolvem cobreiro tem apenas um episódio, mas algumas podem obtê-lo mais de uma vez. O contato direto com o fluido de bolhas de erupção cutânea pode espalhar o VZV para pessoas que nunca tiveram catapora ou nunca receberam a vacina. Se isso acontecer, os receptores desenvolverão catapora, não cobreiro, mas provavelmente terão cobreiro mais tarde na vida. Se ou quando você tiver cobreiro, use roupas folgadas para cobrir completamente a erupção cutânea. O vírus não pode se espalhar antes que as bolhas apareçam ou depois que elas criem crosta, mas peque pelo excesso e evite o contato pele a pele com outras pessoas.

HERPES

O vírus Herpes simplex (HSV), uma infecção comum em todo o mundo, vem em dois tipos. O HSV-1 causa principalmente infecção na boca ou ao redor dela, geralmente na forma de herpes labial, às vezes chamadas de bolhas de febre. Mas as lesões podem ser transferidas entre a boca e os órgãos genitais. O HSV-2, uma infecção sexualmente transmissível (IST), causa herpes genital. É, em grande parte, assintomático e não é reconhecido na maioria das pessoas saudáveis, uma razão pela qual se espalha facilmente. Pesquisas sobre estratégias de prevenção e controle, como vacinas e microbicidas tópicos, estão em andamento.

HIV

Um exemplo clássico de um vírus latente, o HIV insere seu genoma no DNA de células T e macrófagos, ambas células do sistema imunológico. Esse caminho sorrateiro o torna invisível para o sistema imunológico. Ele se espalha sempre que as células transportadoras se dividem, uma estratégia inteligente para o vírus, mas não tão boa para o paciente. O vírus permanece dormente por anos e, se não for medicado, pode desencadear a síndrome da imunodeficiência adquirida por doença (AIDS) anos após a infecção primária.

Até o surgimento do coronavírus SARS-CoV, o HIV era a pior pandemia que a maioria de nós já havia enfrentado. Quando os cientistas descobriram a AIDS em 1981, eles não sabiam o que tinha causado o distúrbio imunológico. Dois anos depois, a pesquisa o conectou ao HIV, que perturba o sistema imunológico. Se não for controlada, torna os pacientes incapazes de se defenderem contra infecções bacterianas, fúngicas e outras infecções virais. Desde a década de 1980, a pesquisa sobre o HIV-AIDS avançou muito. Novos medicamentos (TasP, ou tratamento como prevenção) permitem que as pessoas que têm o vírus experienciem vidas longas e normais e ajudem outras pessoas (que usam PrEP, ou profilaxia pré-exposição) a evitar a infecção em primeiro lugar.

Saúde LGBT+

A Gay and Lesbian Medical Association realizou sua reunião inaugural em São Francisco em junho de 1981, um ano antes de eu nascer e na mesma cidade onde estou escrevendo este livro. Naquele mês, o CDC (Centros de Controle e Prevenção de Doenças) relatou os primeiros casos do que mais tarde ficou conhecida como AIDS. A comunidade científica e o mundo em geral suportaram, aprenderam e mudaram muito desde então. Hoje, a PrEP pode prevenir a transmissão do HIV, o TasP pode subjugar o vírus em níveis indetectáveis por testes de laboratório e as pessoas que o têm podem experienciar vidas longas e saudáveis.

Mas o estigma e a ignorância continuam e podem resultar em danos previsíveis e inesperados. O comportamento sexual que carrega o maior risco é o sexo anal receptivo sem o uso de preservativo. Ao longo da última década, a incidência de infecção por HIV nos Estados Unidos permaneceu em grande parte estável, mas os homens que fazem sexo com homens (HSH) foram o grupo mais frequentemente diagnosticado com infecções. Nos Estados Unidos, o HIV afeta pessoas transexuais e pessoas negras desproporcionalmente. A história aponta para as comunidades masculinas gays como a origem da pandemia de HIV/AIDS, mas em algumas comunidades, as pessoas heterossexuais estão sendo diagnosticadas com o vírus em uma taxa mais alta do que os homens gays e bissexuais. Em 2022, a Agência de Segurança da Saúde do Reino Unido informou que, na Inglaterra, em 2020, pela primeira vez, novos diagnósticos de HIV em heterossexuais (49%) excederam novos diagnósticos em homens gays e bissexuais (45%). Os vírus não praticam discriminação.

A ampla gama de definições complexas e sobrepostas que descrevem atribuição, identidade e expressão de gênero, bem como identidade sexual, desejo e comportamento também causa dificuldade. Menos pesquisas se concentraram nos fatores de risco das pessoas LGBT+ para doenças, como estigma, terapia hormonal e interações sexuais mais frequentes que poderiam aumentar a exposição potencial a infecções sexualmente transmissíveis (ISTs) ou doenças. Dados sobre pessoas transexuais se mostram particularmente escassos. Ao mesmo tempo, as atitudes sociais, médicas e legais em relação a questões de identidade de gênero e orientação sexual continuam a tornar a prestação de cuidados de saúde apropriados para essas comunidades uma batalha difícil.

Nem todo homem que faz sexo com outros homens revela fazê-lo, especialmente se for casado com uma mulher ou não se sentir confortável ou disposto a divulgar sua sexualidade aos outros. Como resultado, tem sido difícil evitar o uso da autoidentificação como um indicador ou critério para certos lançamentos de vacinas. A autoidentificação permanece muito pessoal para as políticas gerais, e confiar nela pode estigmatizar as pessoas que estão tendo dificuldade em encontrar aceitação e dissuadi-las de tomar um medicamento como a PrEP ou de se vacinar contra uma doença como a varíola do macaco. Quando o surto de varíola dos macacos surgiu — transmitido inicialmente entre as comunidades de HSH —, aconselhei as pessoas na esfera pública a terem cautela ao comentar sobre esse primeiro subconjunto de pessoas afetadas pela doença porque o estigma pode impedir as pessoas de procurarem ajuda. Eu sabia que o vírus logo se espalharia para a população em geral, como, é claro, aconteceu.

Todos podem se beneficiar da prevenção de doenças, como regulamentações ambientais, saneamento de água, programas de nutrição, iniciativas de imunização, educação em saúde, programas de cessação de nicotina e muito mais, mas as pessoas LGBT+ às vezes precisam de abordagens direcionadas com mais premeditação e nuances. Em qualquer ambiente médico, a linguagem e a comunicação eficazes formam os pilares do cuidado centrado no paciente de níveis mais altos. Um bom médico se comunica de maneira não julgadora e culturalmente apropriada, uma habilidade crucial para qualquer interação humana significativa, mas especialmente com essas comunidades.

Para as pessoas LGBT+, melhorias nas políticas governamentais e médicas, fatores sociais e programas de prevenção de doenças resultarão nas maiores melhorias na proteção imunológica e saúde geral. Todo mundo que se envolve em atividade sexual corre o risco de adquirir ISTs, mas — independentemente da identidade, orientação ou expressão — homens que fazem sexo com homens e mulheres que fazem sexo com mulheres têm alguns riscos aumentados para ISTs específicas, incluindo HIV e hepatite. Quase 10% de todos os novos diagnósticos de hepatite A envolvem HSH, portanto, todos os HSH devem receber as vacinas contra hepatite A e B.

Todos os adolescentes de hoje devem decidir se discutem a profilaxia pré-exposição ao HIV com seus pais ou prestadores de cuidados de saúde. Muitos adolescentes, à medida que aprendem sobre si mesmos, não têm conhecimento do que não sabem ou não se sentem à vontade para conversar com os pais sobre sexo em geral ou sobre sua própria vida sexual em particular. Se você é pai ou cuidador de um adolescente, introduza o assunto em uma idade apropriada e converse com o adolescente periodicamente. Lembre-se, doenças e infecções não discriminam, e a ignorância mata. É melhor conversar mais cedo do que tarde demais.

HPV

Uma família de vírus do papilomavírus humano (HPV), denotada por números, espalha-se comumente através do contato sexual. Muitas infecções por HPV não apresentam sintomas, e seu corpo elimina 90% delas após 2 anos. Algumas infecções — particularmente HPV1, HPV6 e HPV11 — podem causar pequenos tumores benignos chamados papilomas ou verrugas. Alguns papilomas, especialmente de HPV16 e HPV18, podem causar câncer genital em mulheres e homens. Esses vírus se replicam apenas na camada basal dos tecidos superficiais, como a pele ou o epitélio da mucosa dos órgãos genitais, ânus, boca ou vias aéreas. O HPV1 infecta as solas dos pés, enquanto o HPV2 afeta as palmas das mãos. Até o momento, três vacinas contra o HPV estão disponíveis (apenas uma nos Estados Unidos) para proteger o corpo contra o câncer causado por HPV, mas elas são específicas para algumas idades: por volta dos 11 ou 12 anos ou antes dos 27 anos de idade.

SARS-COV

Nomeados por sua estrutura molecular semelhante a uma coroa, os coronavírus são uma família de vírus de RNA que infectam vários animais. O resfriado comum, como o conhecemos, resulta de quatro coronavírus. O SARS-CoV-1 causou a pandemia de SARS de 2002 e o SARS-CoV-2 causou a covid-19. Como todos vimos recentemente, o vírus pode produzir resultados muito diferentes em pessoas diferentes, e parte disso se resume ao sistema imunológico dos pacientes.

Um sistema imunológico forte nem sempre é uma coisa boa. Em determinadas condições, pode ser um risco. A pandemia de gripe de 1918 e a pandemia de coronavírus de 2019 provaram ser tão letais para algumas pessoas saudáveis por esse motivo. Alguns pacientes melhoraram, depois pioraram rapidamente. Alguns sobreviventes levaram meses para se recuperar, e outros desenvolveram desafios imunológicos de longo prazo. Um sistema imunológico *otimizado* oferece a melhor defesa agora e no futuro, porque arma seu corpo com ferramentas poderosas para derrotar infecções e doenças que tentarão invadi-lo.

Quando confrontado com ameaças virais, seu corpo responde com células imunes e células inflamatórias. A inflamação, como vimos, é uma resposta biológica do sistema imunológico que bactérias, alimentos, toxinas, materiais sintéticos, vírus e outros fatores podem desencadear. Todos os principais órgãos e vários sistemas do corpo podem sofrer inflamação grave ou crônica como resultado de respostas imunes. O dano celular que eles sofrem, por sua vez, pode ativar ainda mais reações inflamatórias. Quando esse mecanismo não é controlado, pode desencadear uma resposta sistêmica com risco de vida chamada tempestade de citocinas. Se o corpo estiver muito fraco para combater ou equilibrar sua própria tempestade de citocinas, ele se desliga e o paciente morre.

Tempestades de citocinas

É o cenário clínico mais aterrorizante para qualquer médico encontrar. Tudo dá errado ao mesmo tempo. Quando o corpo não pode afastar uma tempestade de citocinas em um lugar, a resposta inflamatória se espalha para outros órgãos, resultando na síndrome da tempestade de citocinas (STC). As citocinas, como vimos no Capítulo 1, desempenham muitas funções. Elas ajudam a desenvolver anticorpos, recrutam outras células imunes, estimulam o sangue a coagular mais facilmente e diminuem a resposta inflamatória do corpo. É isso mesmo, algumas citocinas causam inflamação e outras a reduzem. Na STC, as inflamatórias superam suas irmãs anti-inflamatórias e "atacam" seu corpo. Vários distúrbios autoimunes, cânceres, patógenos e até terapias podem causar essa hiperativação.

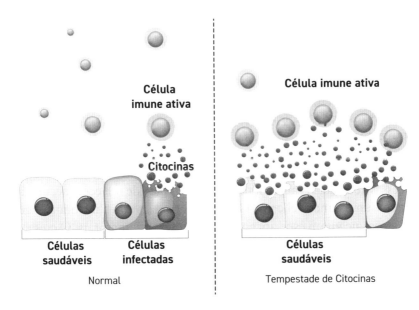

Tempestade de Citocinas

Um número alarmante de pacientes com STC acaba em falência múltipla de órgãos, que é a frase médica para estar à beira da morte. Se você viu alguém ter um ataque de pânico, sabe quanto esforço pode ser necessário para alguém se acalmar. Imagine um ataque de pânico em todo o corpo e em que nenhum dos sistemas está ouvindo. O fenômeno apareceu pela primeira vez na literatura médica em 1952, mas apenas um punhado de publicações tocou nele até meados da década de 1970. Diferentes pesquisadores em diferentes campos o estudaram, o que resultou inutilmente em diferentes nomes com diferentes descrições. Como ele afeta diferentes partes do corpo, chama a atenção de diferentes médicos, incluindo especialistas em doenças infecciosas e oncologistas. Mas os médicos estão lutando para chegar a um acordo sobre os critérios de diagnóstico. Quanto mais cedo os médicos reconhecerem, diagnosticarem e tratarem a STC, melhor será o resultado. Infelizmente, porque tem tantos gatilhos e acontece em todos os lugares de uma só vez, os médicos podem frequentemente diagnosticar de maneira errada ou nem mesmo reconhecê-la até ser tarde demais no processo, tornando o tratamento ineficaz.

Mas, como em tantas outras áreas da vida, a covid-19 também mudou isso. O aumento nos casos de STC que a doença causou criou um interesse renovado nesse distúrbio. Antes da covid, um dos gatilhos mais comuns para a STC era a gripe. Os historiadores médicos consideram a STC, em grande parte, responsável por muitas das 50 milhões de mortes em todo o mundo durante a pandemia de gripe de 1918. Por razões que ainda não entendemos completamente, o coronavírus da SARS que causa a covid-19 é mais propenso a desencadear a STC do que outros vírus.[32]

Um dos primeiros sinais de alerta é o início precoce da febre. Além da infecção inicial, se não for detectada precocemente, os pacientes podem desenvolver STC e sepse bacteriana, uma situação com risco de morte. Tratamentos primários para STC atenuam a resposta inflamatória, suprimindo o sistema imunológico, por exemplo, com medicamentos quimioterápicos, agentes direcionados a linfócitos e corticosteroides em altas doses. Mas essas abordagens aumentam a probabilidade de infecções secundárias, por isso é uma dança delicada. Os médicos começaram a introduzir agentes biológicos que visam especificamente citocinas inflamatórias. O crescimento da medicina cada vez mais personalizada, graças ao avanço farmacêutico contínuo, pode reduzir drasticamente o número de mortes por STC.

Covid longa

Aqueles que sobrevivem a infecções virais e possíveis tempestades de citocinas nem sempre estão a salvo, por outro lado. Algumas pessoas experimentam sintomas por alguns dias, enquanto outras ainda apresentam sintomas semanas depois. Nos piores casos, os sintomas persistem por meses e até anos. Estudos iniciais na Europa descobriram que 87% dos pacientes que receberam alta do hospital apresentavam sintomas persistentes.[33] Mesmo pacientes com sintomas leves, que nunca precisaram de hospitalização, podem sofrer de condições pós-covid. Apelidada de covid longa, esta sequela pós-aguda da covid-19 (PASC) representa múltiplos desafios para a nossa saúde, para a sociedade e para o futuro. O CDC usa PASC como um termo genérico para "problemas de saúde novos, recorrentes ou contínuos" experimentados por pessoas 4 semanas ou mais após uma infecção por coronavírus SARS-CoV.

Como consultor de legisladores e membro da Covid Act Now — uma organização sem fins lucrativos que projeta e avalia modelos epidemiológicos baseados em dados da pandemia que a Casa Branca apresentou em briefings de imprensa — vi a PASC atacar em primeira mão. Antes da pandemia, Gilberto Lopes, um dos meus amigos e colegas, especialista em câncer de pulmão de renome mundial e oncologista médico, podia correr cinco quilômetros em menos de trinta minutos. Durante os primeiros meses da pandemia, ele contraiu o vírus.

Sua infecção começou suavemente, com um corrimento nasal e uma garganta arranhada, antes de entrar em febre. Nos dez dias seguintes, sua temperatura atingiu 39,33 °C, que ele aliviou temporariamente com uma combinação de anti-inflamatórios e descanso. Mais tarde, mesmo quando estava em repouso, ele sentia falta de ar. Seu médico prescreveu dexametasona, um poderoso corticosteroide, mas isso não aliviou a resposta inflamatória. À medida que os níveis de oxigênio de Lopes diminuíam, suas idas ao pronto-socorro se tornaram mais frequentes, até que finalmente o hospital o internou. Quando ele chegou, sofria de dores de cabeça crônicas, névoa mental, delírio e alucinações.

Depois de receber remdesivir, um poderoso medicamento antiviral, e anti-inflamatórios mais poderosos, ele começou a se sentir melhor. Ele foi um dos sortudos que não precisou usar um respirador, seu maior medo. Mas, durante sua provação, ele perdeu quatorze quilos. Muito tempo depois de receber alta do hospital, ele teve dificuldade em recuperar esse peso e recuperar a sua resistência. No meio de uma corrida fácil, ele ainda tem que parar para recuperar o fôlego, e ele continua a lidar com a névoa do cérebro. Seu caso e outros milhões como ele oferecem provas empíricas de que você não precisa ser insalubre ou ter a forma mais grave de covid para ter sintomas duradouros.

Milhões de pessoas se recuperaram da doença, mas seus sintomas podem persistir porque o vírus pode prejudicar os pulmões, o coração e o cérebro, aumentando a probabilidade de problemas de saúde em longo prazo. Os pesquisadores continuam trabalhando para entender os mecanismos subjacentes mais completamente, mas acreditam que a PASC tem algumas causas potenciais: danos residuais aos órgãos da própria resposta imune do corpo, remanescentes do vírus persistentes em um ou mais órgãos e uma resposta imune excessivamente ativa em algumas pessoas. Todos os dias, novas pesquisas adicionam outra peça ao quebra-cabeça, mas a imagem continua longe de ser completada. Enquanto as pessoas continuarem a pegar esse vírus brutal, que já matou mais de 6 milhões de pessoas em todo o mundo, continuaremos a ver mais casos de covid longa surgirem.

Fatores de risco

Doenças crônicas e covid longa compartilham muitos fatores de risco e antecedentes comuns, como idade avançada, diabetes, tabagismo, desnutrição ou obesidade, imunossupressão e hipertensão. Outros fatores também complicam a questão: o tempo entre o início dos sintomas agudos e crônicos; uma falta de compreensão da patologia pós-covid e pós-UTI, que às vezes leva a uma falha em conectar os pontos; a questão sobre se a doença crítica causa doenças pós-covid ou condições preexistentes empurram os pacientes com baixa resiliência além do ponto de inflexão. Aqui estão quatro fatores de risco conhecidos para desenvolver covid-19 e, por conseguinte, covid longa:

1. **Idade.** Os idosos têm um risco maior de contrair doenças infecciosas porque, com o tempo, seu sistema imunológico diminui naturalmente. Conjuntos de dados dos Estados Unidos, Canadá, China, Itália, Japão, Singapura e Coreia do Sul revelam uma disparidade dependente da idade na suscetibilidade à covid. Doenças preexistentes, ou comorbidades, são mais comuns em populações mais velhas. Elas são mais propensas a ter defesas imunológicas enfraquecidas, bem como respostas inflamatórias

mais altas, o que resulta em maior dano tecidual de infecções. Os idosos têm níveis mais elevados de citocinas pró-inflamatórias, que criam tempestades de citocinas.

2. **Sexo.** De acordo com relatórios de pandemia de todo o mundo, os homens compõem a grande maioria dos pacientes com covid.[34] As mulheres geralmente são mais resistentes às infecções do que os homens. Diferentes efeitos hormonais em processos inflamatórios, diferentes níveis de receptores e moléculas celulares específicos e diferenças de estilo de vida, como fumar e beber, também podem predispor os homens à infecção por covid.

3. **Raça e etnia.** As disparidades sociais, raciais e étnicas influenciam fortemente os resultados dos pacientes com covid. De acordo com uma análise sistêmica de estudos realizados nos Estados Unidos, as populações negras tiveram maiores taxas de infecção e mortalidade do que as populações caucasianas, enquanto as populações asiáticas tiveram taxas semelhantes de infecções, hospitalizações e mortes.[35] De acordo com o estudo do Registro de Doença Cardiovascular de covid-19 da Associação Americana do Coração (AHA), pacientes hispânicos e negros representaram desproporcionalmente mais da metade de todas as hospitalizações e mais da metade de todas as mortes hospitalares.[36]

4. **Problemas de saúde.** Pacientes com condições subjacentes são mais vulneráveis ao coronavírus SARS-CoV porque suas doenças preexistentes enfraqueceram seu sistema imunológico, predispondo-os à infecção. As comorbidades mais comuns relatadas em pacientes norte-americanos com covid foram hipertensão, diabetes, doença cardiovascular e doença renal crônica.[37]

Mais pesquisas identificarão outros fatores de risco potenciais e medidas preventivas, esclarecerão os mecanismos subjacentes da resposta do corpo à infecção e ajudarão a desenvolver novos tratamentos. Mas esse não será o último vírus a causar doenças em longo prazo, e é por isso que ter um sistema imunológico otimizado é tão vital.

Sintomas

O coronavírus SARS-CoV pode afetar vários órgãos do corpo. Como resultado, a covid longa leva a uma variedade de sintomas, incluindo problemas respiratórios, neurológicos, cardíacos e psicológicos. Estes são alguns dos sinais e sintomas em longo prazo da covid longa:

- Fadiga.
- Dor de cabeça.
- Problemas respiratórios.
- Dor ou desconforto no peito.
- Tosse.
- Declínio ou perda do sentido do olfato e/ou paladar.
- Dores musculares ou fraqueza.
- Dor articular.
- Irritação na garganta.
- Perda de memória.
- Névoa cerebral.
- Tonturas.
- Febre baixa e esporádica.
- Palpitações cardíacas ou batimentos cardíacos irregulares.
- Ansiedade.
- Depressão.
- Estresse pós-traumático.
- Insônia.
- Dor de ouvido, perda auditiva e/ou zumbido nos ouvidos.
- Erupções na pele.
- Náuseas, dor abdominal e/ou diarreia.
- Redução de apetite.
- Queda de cabelo.

Algumas pessoas podem ter apenas um ou dois desses sintomas, enquanto outras podem desenvolver mais. Os sintomas diferem muito de pessoa para pessoa. Até o momento, nenhum teste pode diagnosticar covid longa. Os médicos identificam isso em parte, analisando seu histórico de covid e descartando outras possibilidades. Seu médico perguntará se você já testou positivo para covid, quando os sintomas apareceram pela primeira vez e quais sintomas você teve desde a infecção. O seu médico irá perguntar sobre problemas médicos subjacentes e testar a sua pressão arterial, frequência cardíaca, níveis de oxigênio e respiração.

Os sintomas respiratórios podem exigir uma radiografia de tórax. Um eletrocardiograma (ECG ou EKG) mede de modo indolor a atividade cardíaca em pacientes com sintomas cardíacos. O exame de sangue também pode oferecer ideias. Os testes físicos incluem um teste de caminhada de seis minutos e um teste em que você deve se sentar e se levantar de uma cadeira cinco vezes. Dependendo dos seus sintomas, você pode passar por testes cognitivos ou psicológicos, que podem consistir em um questionário de triagem e/ou testes curtos para avaliar a memória, a capacidade de linguagem, o raciocínio e outras habilidades cognitivas. Para alguns pacientes de longo prazo, os sintomas desaparecem dentro de três meses após a infecção inicial. Outros pacientes podem apresentar sintomas por muito mais tempo.

Tratamento

A vacinação reduz seu risco de desenvolver covid longa pela metade.[38] É a estratégia mais crítica para prevenção e mitigação. As vacinas de covid de mRNA ajudarão você a evitar doenças graves e morte.

VACINAS

As vacinas vêm em vários tipos diferentes. Vacinas vivas e atenuadas contêm uma versão enfraquecida de um vírus ou bactéria que é incapaz de causar danos ao seu sistema. Eles são a coisa mais próxima do negócio real e são bons professores para o seu sistema imunológico. As vacinas inativadas, como a inoculação da poliomielite, contêm um germe inativado ou morto. A vacina covid-19 é uma vacina de mRNA, o que significa que não contém nenhum pedaço do micróbio que combate. As vacinas de mRNA usam RNA mensageiro feito em laboratório para dizer ao seu corpo como fazer uma proteína necessária para combater uma infecção.

Muitos ensaios clínicos para vários candidatos à vacina covid estão em andamento. Eles incluem vacinas atenuadas, vacinas inativadas, vacinas de mRNA, vacinas baseadas em vetores, vacinas de subunidades e vacinas de

DNA. Em um estudo piloto recente, pessoas com uma infecção anterior por covid produziram níveis muito mais altos de anticorpos após uma dose única da vacina Pfizer, em comparação com aquelas sem infecção anterior, indicando que a vacinação aumenta a memória do sistema imunológico e pode ajudar a prevenir reinfecções.[39] Mais dados sobre dosagem, tempo, eficácia geral, desempenho contra variantes e duração da proteção ajudarão as autoridades médicas a melhorar suas abordagens para combater o vírus e suas consequências.

Você também pode mitigar o risco de contrair covid ou covid longa adotando um estilo de vida saudável e comendo alimentos nutritivos. Vitaminas (especificamente C e D) e minerais, proteínas, fibras alimentares, ácidos graxos de cadeia curta e ácidos graxos poli-insaturados ômega-3 podem ajudar durante uma infecção e melhorar o prognóstico. A vitamina D, em particular, desempenha um papel importante no sistema imunológico. Um estudo recente descobriu que pacientes com covid grave tinham níveis mais baixos de vitamina D 25-OH no sangue do que pessoas com casos leves, bem como um grupo de controle não infectado.[40] Portanto, a deficiência de vitamina D pode causar maior risco de doença crítica. A vitamina C diminui as citocinas inflamatórias e aumenta as citocinas anti-inflamatórias.

Dependendo do tipo e gravidade, pacientes com múltiplos sintomas podem precisar de atenção de especialistas em cardiologia, pneumologia, neurologia, otorrinolaringologia, psiquiatria, reabilitação e outros campos. Nenhum medicamento ou terapia pode tratar covid longa. Alguns sintomas específicos, tratamentos medicamente supervisionados incluem:

- **Fadiga.** Saiba mais sobre os quatro Ps: periodicidade, planejamento, priorização e posicionamento. Considere um programa especial de alongamento, fortalecimento ou exercício aeróbico. Se o exercício agravar seus sintomas, pare ou reduza a intensidade ou a duração da atividade.

- **Pulmões.** Exercícios respiratórios, oxigênio suplementar e reabilitação pulmonar podem ajudar. Um oxímetro de pulso pode monitorizar os seus níveis de saturação de oxigênio. Se a saturação de oxigênio no sangue cair abaixo de 92%, procure ajuda médica.

- **Coração.** Medicamentos e reabilitação cardíaca podem aliviar certos sintomas.

- **Sistema nervoso.** Exercícios e outras atividades físicas podem ajudar com sintomas cognitivos, como perda de memória ou névoa cerebral. Exercícios de memória e ajudas, incluindo calendários e planejadores, podem ajudar com o comprometimento da memória.
- **Mente.** Aconselhamento, grupos de apoio e medicamentos geralmente tratam depressão, ansiedade e outras condições psiquiátricas.
- **Odor e sabor.** Os corticosteroides tópicos podem ajudar a melhorar um sentido perdido ou diminuído do olfato ou do paladar. No treinamento olfativo, os pacientes farejam vários odores regularmente, geralmente por várias semanas.

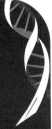

ENTRE EM AÇÃO

- Reúna os seus registros de vacinação e certifique-se de que todas as suas vacinas estão atualizadas.
- Se você teve catapora quando criança, planeje tomar a vacina contra herpes zóster. Se você já teve cobreiro, também tome a vacina.
- Se você tiver cobreiro, use roupas folgadas que cubram completamente a erupção cutânea.
- Se você é sexualmente ativo, faça testes regulares de HIV e converse com o seu médico sobre PrEP ou TasP.
- Se você tem uma criança com menos de 10 anos de idade, fale com o seu pediatra sobre a vacinação contra o HPV. Se você ainda não tem 27 anos, fale com o seu médico sobre a vacinação.
- Da próxima vez que você ficar doente, complemente com vitaminas C e D para reforçar o seu sistema imunológico.
- Sempre que se tornar elegível para vacinas ou reforços de covid, tome-os. Alterne os fabricantes para uma cobertura máxima.
- Se tiver dois ou mais sintomas de covid longa, fale com o seu médico sobre as opções de tratamento.

SEGUNDA PARTE

SEU FUTURO MAIS SAUDÁVEL

6.

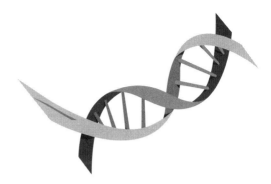

INFORMAÇÃO É PODER

"A única razão para o tempo é para que tudo não aconteça de uma só vez."

— ALBERT EINSTEIN

Uma das melhores ferramentas na sua busca para otimizar o seu sistema imunológico é a informação. Quanto mais você conhecer o seu corpo, como ele funciona, o que melhor se adéqua a ele e quais ajustes resultarão em uma saúde melhor, mais fácil se torna criar um plano de corpo inteiro para você viver de maneira mais saudável e longa. Na Primeira Parte, analisamos os testes genéticos, mas outros testes podem revelar como seu corpo está funcionando, permitindo que você crie hábitos mais saudáveis.

CRONOBIOLOGIA

Os ritmos naturais, como a luz, as estações, os sons e as vibrações, afetam todos os organismos vivos. A cronobiologia, o estudo desses ritmos, examina, por exemplo, por que os pássaros migram, por que as árvores deixam cair suas folhas no outono e por que você adormece à noite e acorda de manhã. No fundo do seu corpo, os temporizadores biológicos controlam os ritmos fundamentais da sua vida. Compreender como os ritmos naturais afetam sua saúde pode ajudá-lo a melhorar sua vida ao ajustar hábitos diários, como o melhor momento para comer uma refeição ou tomar uma medicação, por exemplo.

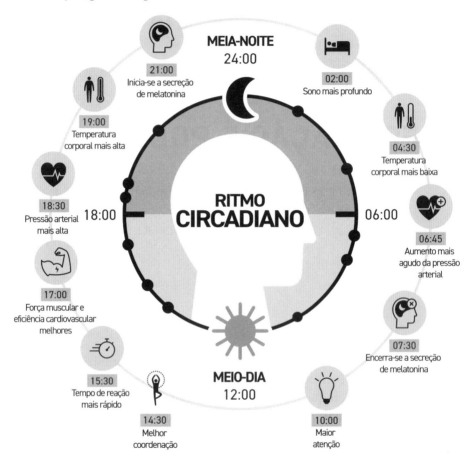

Durante séculos, os cientistas notaram que as plantas e os animais seguiam ritmos e padrões — dormindo à noite, ativos durante o dia, por exemplo —, mas ninguém estudou o fenômeno cuidadosamente até o século XVIII. O astrônomo Jean-Jacques d'Ortous de Mairan observou os movimentos diários das folhas de uma planta mimosa, abrindo pela manhã e fechando à noite, independentemente de a planta estar sob a luz do Sol ou na escuridão. Ele fez uma parceria com outro cientista, o botânico Jean Marchant, para escrever e apresentar um artigo. Outros cientistas adicionaram-se à sua pesquisa e testaram ainda mais a teoria, colocando a planta em vários ambientes controlados, incluindo a reversão dos tempos de luz e escuridão. Os resultados permaneceram os mesmos: a planta retornou ao seu ritmo natural e endógeno (interno) de abrir suas folhas pela manhã e fechá-las à noite. Essa observação revelou que os ritmos não resultaram de estímulos externos. Nós, humanos, gostamos de pensar que nos destacamos de todas as outras formas de vida, mas o oposto é verdadeiro.

Você resulta de eras de evolução e se conecta a todas as partes da Terra. O nitrogênio no seu DNA, o cálcio nos seus dentes e o ferro no seu sangue remontam a milhões de anos atrás, a milhares de estrelas em colapso. Não é ficção científica, é ciência. Enquanto seus telômeros rastreiam sua idade biológica, um relógio interno regula outros sistemas, incluindo sono, nutrição, atividade física e até sexo.

FLORAÇÃO

As cronobiologias das plantas são tão previsíveis que o naturalista sueco Carl Linnaeus projetou um relógio floral em 1751. Ele organizou certas plantas florescendo em um padrão circular, usando os pontos no dia em que as flores se abriram para marcar o tempo. A planta Barba-de-falcão, por exemplo, abre suas flores às 6h30 da manhã, enquanto a planta Leontodon faz isso às 7h da manhã.

Cientistas bem conhecidos, incluindo Georg Lichtenberg, Chris-toph Hufeland, Carl Linnaeus e Charles Darwin, observaram e relataram esses fenômenos rítmicos. Mas a pesquisa cronobiológica não começou de verdade e se expandiu para aplicações humanas até o século XX. Hoje, uma compreensão completa desses padrões revela-se crítica na prevenção e tratamento de doenças, bem como no processo de cicatrização.

Biorritmo

Na década de 1950, Franz Halberg estava testando os níveis de eosinófilos no sangue de ratos e percebeu que os números diferiam, dependendo da hora do dia. Ele também observou que o fenômeno se estendia a outras partes dos ratos. Os níveis de glicogênio em seus fígados e o número total de células se dividiram também variaram muito ao longo do dia. Depois de coletar os dados e examinar os padrões em função do tempo, ele notou ciclos previsíveis de 24 horas. Ele converteu os dados em um gráfico e viu um padrão de picos e vales, dia após dia. "Circa" (por volta de) 24 horas, ou um dia (*dies*, em latim), os padrões se repetiram, e, assim, ficaram conhecidos como ritmos circadianos.

Seu corpo tem quatro biorritmos essenciais, em ordem de duração: ultradiano (menos de 24 horas), diurno (noite e dia), circadiano (24 horas) e infradiano (mais de 24 horas). Seu corpo se comporta organicamente, o que significa que consome materiais orgânicos e funciona em ciclos orgânicos. Ele procura seguir os mesmos padrões, dia após dia. Ele "liga" quando você acorda e reinicia quando vai dormir, de um jeito muito parecido com um computador. Ele segue ou tenta seguir consistentemente esses ritmos, e é por isso que é tão crucial manter rotinas saudáveis.

Mudar, interromper ou parar o seu relógio biológico pode prejudicar sua saúde, seu humor e sua atividade mental. O jet lag, por exemplo, resulta de viajar rapidamente para um fuso horário diferente, particularmente um que seja várias horas antes ou depois do seu. Seu ritmo circadiano se sincroniza com o seu fuso horário, de modo que as diferenças de luz do dia — incluindo o nascer e o pôr do sol em momentos diferentes — confundem seu corpo. A maioria das pessoas o experimenta como fadiga temporária e mal-estar geral, possivelmente com alguma tontura ou náusea, mas alguns sofredores, particularmente quando viajam para diferentes hemisférios, desenvolvem névoa cerebral e precisam de vários dias para se ajustar.

Seu relógio biológico não só influencia seus órgãos e suas células, mas também regula o que é chamado de genes controlados por relógio. Ao longo de um período de 24 horas, aproximadamente 20% dos seus genes ligam e desligam para executar diferentes funções corporais. Assim como com as plantas mimosas de Mairan, seu relógio interno, que seu hipotálamo controla em última análise, não requer sinais externos para funcionar. Isso significa que seu corpo sabe, em circunstâncias normais, quando deve dormir e quando deve acordar a cada período de 24 horas. Mas o seu ambiente também desempenha um papel.[41] Sua idade, seu sexo e até mesmo a época do ano afetam a forma como seu corpo responde às influências externas em seu ritmo circadiano. Luz, temperatura e comida — coletivamente *zeitgebers*, alemão para "doadores de tempo" — também afetam isso. Eles podem mudar seu sono, seus hormônios, sua resistência mental e até mesmo seus padrões alimentares.

COMO MINIMIZAR O JET LAG

Nos dias anteriores à partida, ajuste gradualmente sua programação para o novo fuso horário. Descanse bastante antes de sair. Nada de lavar roupa e fazer as malas a noite toda. Adapte-se ao novo horário tomando melatonina cerca de uma hora antes de dormir no fuso horário de destino.

Use um aplicativo de paisagem sonora que desencadeie sonolência, como o aplicativo Endel, ou um dispositivo que gere ondas cerebrais eletromagnéticas relacionadas ao sono, como o NeoRhythm. Beba muita água antes, durante e depois da viagem.

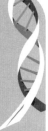

As pessoas que trabalham à noite, por exemplo, perturbam seus ritmos circadianos, o que pode causar consequências terríveis para a saúde. Os biorritmos circadianos afetam a temperatura corporal, que cai aproximadamente 1 °C no escuro; excreção de sódio e potássio através da urina; diferentes hormônios, incluindo melatonina, que varia de acordo com o ciclo claro-escuro do dia; hormônio do crescimento, que atinge níveis máximos no início da manhã; cortisol, que atinge o pico pela manhã quando você acorda. Durante a primeira metade do dia, seu sistema digestivo secreta mais enzimas do que antes de dormir. Essa secreção otimiza a digestão durante todo o dia e, pela mesma razão, comer tarde da noite pode causar indigestão. Os cientistas podem medir todos esses níveis.

A melatonina é um dos antioxidantes mais eficazes. Reduzi-la significativamente pode causar sofrimento oxidativo e aumento da inflamação. Desde a descoberta de Halberg, outros cientistas pegaram mapas circadianos de várias atividades corporais — resistência a estímulos, divisões celulares em diferentes órgãos e tecidos, função hepática — e aplicaram esse conhecimento ao tratamento de câncer e outras doenças. A partir dessas descobertas, surgiram os novos campos da cronofarmacologia e da cronoterapia. Em diferentes momentos do dia, seu corpo resiste ou cede a diferentes estímulos, o que avançou nossa compreensão de como os ritmos circadianos afetam os medicamentos. Estudos futuros provavelmente encontrarão uma ligação entre deficiências do sono e um risco aumentado de desenvolver câncer e outras condições decorrentes de altos níveis de citocinas pró-inflamatórias.

Exposição à luz e perturbação do sono

Em sua concepção, seu relógio circadiano reage bem à luz solar. Estudos mostram que o aumento da exposição à luz solar pode melhorar seu sono, níveis de energia e saúde.[42] Para pessoas com jet lag, outros estudos demonstraram que a exposição gradual à luz natural altera gradualmente o relógio biológico até que ele se alinhe com o relógio na parede.[43]

Algumas pessoas acordam prontas para enfrentar o mundo; outras se sentem grogues e levam muito tempo para se sentirem acordadas depois de se levantarem. Uma antiga colega costumava dizer que seu cérebro não funcionava até que ela tomasse pelo menos uma xícara de café. A cafeína estimulava o sistema dela a superar a inércia do sono. Uma redução temporária de desempenho cognitivo e consciência relacionada ao sono, a inércia do sono torna difícil para muitas pessoas acordar de manhã. Ela geralmente passa em meia hora ou menos, mas para algumas pessoas azaradas essa sensação persistente de sonolência pode durar até 4 horas.

O padrão de seus ciclos de sono pode afetar sua tendência a experimentar a inércia do sono. Os madrugadores dormem mais profundamente algumas horas antes do Sol nascer, então eles acordam em um estado de sono leve. Eu sou uma dessas pessoas. Eu naturalmente acordo antes do amanhecer. As pessoas noturnas que trabalham ou vivem no tempo humano regular sofrem mais, porque regularmente têm que interromper um estado de sono profundo para se realinhar com o resto do mundo. Retirar seu corpo do sono profundo torna mais difícil voltar ao normal, e é por isso que as pessoas noturnas geralmente começam seus dias se sentindo grogues. É também por isso que você nunca deve pressionar "soneca" em um despertador. Quando ele tocar, acorde e permaneça acordado. Melhor ainda, acompanhe as suas necessidades de sono e use um alarme para se lembrar de ir para a cama, em vez de um para acordá-lo.

Álcool e estimulantes como a cafeína também podem causar inércia do sono porque interrompem seus ciclos naturais de sono. Cochilos longos também podem causar problemas. Limite os cochilos a não mais do que trinta minutos. Dormir mais do que isso irá puxá-lo para um ciclo de sono profundo, o que pode fazer você se sentir mais cansado. Se a inércia do sono regularmente prejudica a sua qualidade de vida, fale com o seu médico sobre o que mais você pode fazer para melhorar a sua qualidade de sono.

MEDICAMENTOS CRONOMETRADOS

Para aproximadamente 30% dos medicamentos, *quando* e *quanto* são igualmente importantes. As enzimas que controlam a produção de colesterol são mais ativas à noite, portanto, tomar um medicamento como o Lipitor à noite faz mais sentido. A mesma lógica se aplica à pressão arterial. Tomar medicação para pressão alta à noite capitaliza o ritmo natural de produção do corpo.

Essa estratégia ajudou a reduzir a incidência de ataques cardíacos noturnos em 45%[44].

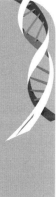

Um dos fatores ambientais mais perturbadores, a luz azul também pode empurrar os ciclos do seu corpo para frente ou para trás. Alguns agricultores modificam a biologia de suas aves, expondo-as a luzes artificiais regularmente. A luz azul confunde e estressa o corpo, por isso é importante usar uma máscara de olhos ao dormir. A exposição à luz azul pode resultar em deficiência de melatonina e privação do sono, o que, por sua vez, reduz a resposta imune do seu corpo e a liberação noturna de cortisol, o que aumenta o risco de resistência à insulina, obesidade e diabetes tipo 2.

A duração do sono também altera seu relógio biológico, seus hábitos alimentares e seu peso. Dormir muito pouco interfere na produção de grelina, o hormônio responsável pela fome, e leptina, o hormônio ligado à sensação de saciedade. Esses hormônios "avisam" seu cérebro quando comer e quando parar, mas você ainda pode agir em cada situação. Se a sua grelina estiver alta e a leptina baixa, você pode acordar com fome e desejar carboidratos, mas não deve comer um pedaço inteiro de pão. Quando o seu corpo lhe diz que está com fome, você escolhe como abastecê-lo.

GANHO DE PESO POR LUZ AZUL

Se, à noite, você assiste muito à TV ou olha para o seu telefone, essa luz azul está enviando os sinais errados para o seu cérebro. Isso pode levar ao ganho de peso porque, enquanto você dorme, não está produzindo tanto cortisol, o que regula o seu metabolismo. Para um peso mais saudável e uma melhor noite de sono, não use eletrônicos enquanto estiver na cama e mantenha o seu espaço de dormir escuro. Se você não consegue abandonar o hábito, aplique um filtro de luz ou noturno para qualquer tela que você use após o pôr do sol.

Em 1969, apenas 15% dos norte-americanos dormiam menos de sete horas por noite. Hoje, quase metade o faz.[45] Para a maioria das pessoas, esse é o número mágico. Menos de sete horas de sono elevam o risco de alcançar todos os resultados negativos anteriormente mencionados. Mais de sete horas dão ao seu corpo tempo suficiente para reiniciar. Esse aumento triplo nos déficits de sono nas últimas décadas contribuiu para a epidemia de obesidade. Infelizmente, a obesidade prejudica o sistema imunológico, o que, por sua vez, abre as portas para infecções e doenças. Algumas noites de sono ruim não destruirão sua saúde geral, mas um padrão crônico de sono ruim pode levar ao aumento da ingestão de calorias, ganho de peso, obesidade, diabetes tipo 2 e outros problemas. Pense em uma estrada com sulcos esculpidos ao longo dos séculos por inúmeras rodas. Se um veículo for um pouco para o leste, ele não mudará os sulcos. Se milhares de carros dirigirem para o leste, eles formarão um novo sulco que levará os futuros motoristas a um destino diferente.

Para fazer uma pesquisa, Stefania Follini passou quatro meses em uma caverna tão escura que nunca viu o Sol ou a Lua. A ausência de luz desorientou-a mental e fisicamente. Ela perdeu a noção do tempo, pensando que apenas dois meses tinham passado, quando quatro tinham decorrido. Seus ciclos menstruais pararam e ela perdeu dezessete quilos. Sem recursos visuais para influenciar seu ritmo circadiano, seu sono variou de algumas para gigantes 35 horas.[46]

Vida lunar

Pesquisas científicas recentes reconhecem que, embora a Lua não possa prever seu futuro ou desencadear transformações de lobisomens, os ciclos lunares afetam a biologia humana, influenciando os ciclos menstrual e do sono.[47]

Uma análise dos ciclos de sono em populações indígenas argentinas rurais e urbanas, bem como em estudantes universitários norte-americanos urbanos, indicou que, nas noites que levam à lua cheia, quando mais e mais luz do luar enche o céu noturno, as pessoas adormecem mais tarde e dormem menos.[48] As descobertas implicam que, independentemente das diferenças étnicas ou culturais, os ciclos de sono sincronizam-se com a Lua — mesmo em áreas onde a poluição luminosa supera o luar.

Os ciclos menstruais da maioria das mulheres sincronizam em intervalos regulares com o mês sinódico, ou um ciclo completo da Lua (lua nova à lua cheia). As menstruações de mulheres com 35 anos ou menos se sincronizam com a lua cheia ou nova em 23,6% do tempo. Surpreendentemente, apenas 9,5% das mulheres com mais de 35 anos demonstram essa sincronicidade. Os ciclos menstruais também coincidem com o mês tropical — os 27,32 dias que a Lua leva para passar duas vezes pelo mesmo ponto em sua órbita — 13,1% do tempo em mulheres com 35 anos ou menos e 17,7% do tempo em mulheres com mais de 35 anos, o que implica que mudanças na atração gravitacional da Lua também afetem a menstruação.[49]

Então, acontece que os astrólogos podem ter estado certos o tempo todo. O movimento dos corpos celestes influencia nossa vida, incluindo a fertilidade e o sono.

Terapia sonora

O ruído pode exacerbar ou aliviar o estresse, ajudar ou dificultar a aprendizagem e a memória, e ajudar ou interromper o sono. Tenho trabalhado com o Endel, um aplicativo que integra o som às atividades diárias. O aplicativo cria paisagens sonoras personalizadas em tempo real com base em pesquisas de cronobiologia e tecnologia acústica de ponta para ajudar no foco, relaxamento e sono. Ao usar o aplicativo com fones de ouvido com cancelamento de ruído para tarefas relacionadas ao trabalho, minha produtividade melhora drasticamente. Muitos serviços de transmissão de áudio oferecem listas de reprodução selecionadas projetadas para aumentar seu foco durante intervalos de tempo específicos.

Em vários estudos, sons naturais, como ruído branco e música clássica, também aumentaram o foco e melhoraram os resultados de aprendizagem. Uma ótima ferramenta não farmacêutica, paisagens sonoras como essas podem ajudá-lo a dormir, relaxar ou se concentrar. Por outro lado, ouvir música com letras enquanto lê ou trabalha pode reduzir a concentração e o desempenho cognitivo.

CRONONUTRIÇÃO

As relações entre as refeições, o metabolismo, a fisiologia e o relógio interno do corpo constituem coletivamente o campo da crononutrição. O objetivo é criar hábitos alimentares em harmonia com os biorritmos, maximizar os níveis de energia e melhorar a saúde. Três biorritmos estão relacionados à crononutrição: ultradiano (menos de 24 horas, como frequência cardíaca); circadiano (24 horas); infradiano (mais de 24 horas, como um ciclo menstrual). Como vimos, o metabolismo, a digestão e a secreção hormonal estão ligados aos ritmos circadianos, o que significa que pode haver momentos melhores e piores para comer. Certas funções digestivas têm uma regularidade diária. Seu estômago esvazia mais rapidamente pela manhã. As células beta, que produzem insulina, funcionam 15% mais rápido pela manhã. A sensibilidade à insulina diminui ao longo do dia. Comer quando sua sensibilidade à insulina está baixa (à noite) pode levar à resistência à insulina, redução de energia e obesidade. A termogênese, a energia que seu corpo precisa para digerir e absorver seus alimentos, é 44% menor à noite do que pela manhã. É mais provável que você experimente picos de açúcar no sangue à noite, mesmo que seus níveis de A1c de três meses (hemoglobina glicada) sejam consistentes. A interrupção crônica — ir dormir tarde da noite, exposição à luz azul após o anoitecer — afeta seus hormônios de apetite e desejos de comida.

A conexão entre ritmos circadianos e crononutrição aponta para horários para comer e para evitar comer. Analisar meus níveis de glicose, idade biológica e saúde geral revelou que meu cronograma cronobiológico funciona melhor quando me hidrato abundantemente durante todo o dia, mas como apenas uma vez por dia. Então, mudei para uma refeição por dia — com algumas exceções. Minha resistência mental melhorou tremendamente e me sinto com 25 anos de idade.

Publicada em 2019 no *British Medical Journal*, uma coleção de treze estudos sobre café da manhã e perda de peso descobriu que as pessoas que tomam café da manhã consomem mais calorias e pesam mais do que aquelas que pulam o café da manhã.[50] *Vários estudos demonstraram que pular o café da manhã ajuda na perda de peso e distúrbios metabólicos.* Seu corpo não precisa de comida logo de manhã, porque os hormônios lhe dão energia suficiente para começar o dia. O seu corpo também não está pronto para quebrar todas essas gorduras e os carboidratos assim que você acorda. Atrasar ou pular o café da manhã reduz inteiramente a ingestão desnecessária e diminui o consumo de alimentos não saudáveis, como cereais ultraprocessados e outros alimentos açucarados. O jejum matinal também se correlaciona com menor incidência de doenças cardíacas, pressão alta e colesterol alto.[51]

Monitorização da glicose

Qual é o seu nível de glicose no sangue agora? O que acontece no seu corpo depois de comer um pãozinho? O impacto é diferente se você comer uma maçã ou um punhado de cenouras?

O açúcar no sangue, ou glicose no sangue, transporta energia para as células. Quando seus níveis são baixos (hipoglicemia), você pode se sentir cansado e fraco e sentir dores de cabeça e tonturas. Níveis de açúcar no sangue que sobem muito (hiperglicemia) perturbam o seu equilíbrio de insulina, o que pode levar a todos os tipos de problemas médicos, incluindo diabetes, doença renal, ataques cardíacos e derrames. Muitos fatores, incluindo os níveis de atividade e seu estilo de vida geral, podem afetar o açúcar no sangue. Conhecer os seus níveis pode ajudá-lo a encontrar metas ideais para a eficiência energética no seu corpo.

O January AI (aplicativo que combina inteligência artificial e ciência) oferece um programa especial de saúde metabólica chamado Season of Me ["Temporada do Eu", em tradução livre], um plano guiado de noventa dias para maximizar a saúde por meio de passos pequenos e fáceis, como monitorar a glicose no sangue ao longo do dia. Um dispositivo e um aplicativo trabalham juntos para revelar a carga glicêmica dos alimentos e como eles afetam a glicose, rastreados usando frequência cardíaca e monitores contínuos de glicose (CGM). O monitoramento contínuo reduz a hipoglicemia e a hiperglicemia em pessoas com diabetes tratadas com insulina, mas seu valor para pessoas com pré-diabetes e diabetes tipo 2 não tratada com insulina ainda não está claro para os cientistas. Eu não tenho nenhuma dessas condições, mas achei o programa benéfico porque me ajudou a entender como meu corpo reage a diferentes grupos de alimentos.

Os testes tradicionais de punção digital registram um nível de glicose no sangue em um único ponto no tempo. É como ler apenas uma página de um livro. Verificações adicionais por punção digital fornecem mais retratos do açúcar no seu sangue. Uma ótima ferramenta para pessoas com diabetes, um CGM — usado apenas sob os cuidados de um médico — fica sob a superfície da sua pele e lê constantemente seus níveis de glicose. Os resultados são transmitidos para um dispositivo wearable ou um smartphone. Ao ver como o seu corpo reage a um pãozinho ou a uma cenoura, você pode tomar melhores decisões sobre as suas escolhas alimentares. O programa Season of Me abriu os meus olhos para o fato de que alguns dos alimentos que eu costumava comer diariamente causavam um pico de açúcar no sangue. Isso me permitiu fazer mudanças simples, mas eficazes para a minha saúde.

Diabetes afeta todos de forma diferente. Um alimento ou uma atividade afeta os níveis de glicose de uma pessoa de uma maneira diferente em relação à outra. Tudo isso pode dificultar o controle do diabetes, mesmo quando se segue todos os procedimentos recomendados. Seu corpo se comporta de acordo com as instruções que você lhe dá, mas às vezes ele ainda reage de forma imprevisível. É por isso que é tão importante reunir o máximo possível de informações para que você possa ter melhores conversas sobre sua saúde com seus médicos — e, claro, para que você possa viver melhor.

Alergias alimentares

As sensibilidades e alergias alimentares constituem duas doenças distintas que requerem diferentes conjuntos de testes de diagnóstico. A intolerância alimentar pode causar sintomas incômodos, como roncos estomacais, desconforto ou diarreia. Uma verdadeira alergia pode causar sintomas com risco de morte.

Em uma reação alérgica, seu sistema imunológico reage exageradamente a um intruso percebido enviando anticorpos chamados imunoglobulina E (IgE) para atacá-lo. Os sintomas de uma alergia alimentar geralmente aparecem minutos após comer e podem afetar qualquer sistema do corpo, incluindo pele, boca, sistema gastrointestinal, sistema respiratório e sistema cardiovascular. A reação pode variar de uma erupção cutânea leve ou inchaço oral a dificuldade em respirar ou anafilaxia, uma resposta inflamatória potencialmente fatal que se manifesta rapidamente e muitas vezes afeta dois ou mais sistemas de órgãos ao mesmo tempo. A anafilaxia geralmente requer uma injeção imediata de epinefrina.

Reação alérgica

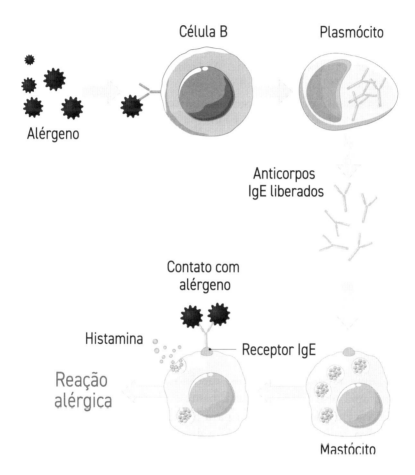

Nos Estados Unidos, 42,3% das crianças com alergia alimentar relataram ter uma reação alérgica alimentar grave. Uma em cada cinco crianças com alergia alimentar relatou ter visitado um pronto-socorro hospitalar devido a uma reação alérgica no ano anterior. A gravidade varia de acordo com a idade e o alérgeno. De acordo com a Academia Americana de Pediatria, a maioria das reações graves e visitas ao pronto-socorro resultam da exposição a amendoim e nozes ou sementes.[52]

Problemas com amendoim e protocolos

Lectinas, fitoestrógenos e aflatoxinas — alérgenos conhecidos para grandes porções da população — existem em muitos alimentos comuns.[53] Algumas leguminosas têm muitas lectinas. Outros, como a soja, contêm muitos fitoestrógenos. Os amendoins têm muitas aflatoxinas. As isoflavonas são substâncias químicas semelhantes ao estrogênio encontradas em alimentos ricos em soja. Pesquisas mostram que essas substâncias podem aumentar o crescimento de células cancerígenas, prejudicar a fertilidade feminina e interromper a função da tireoide. As lectinas, encontradas em leguminosas, laticínios e plantas de beladona, podem levar a doenças intestinais em algumas pessoas.[54] Como alérgenos, sua capacidade tóxica pode induzir uma variedade de problemas de saúde que vão desde inchaço e náuseas até vômito e fezes soltas, entre outros problemas.

Os amendoins, em particular, são problemáticos. Além de ter o potencial de matar alguém alérgico a eles, os amendoins contêm muita gordura saturada, o que pode levar a problemas cardíacos se você os comer regularmente. Os amendoins também têm uma alta concentração de fósforo, o que pode interferir na capacidade do seu corpo de absorver outros minerais, como zinco e ferro. Depois de pesquisar seu impacto na saúde humana, parei totalmente de comê-los. Se você é sensível a eles, também deveria.

Mas os ensaios clínicos sobre a dessensibilização do amendoim produziram resultados promissores, particularmente para crianças menores de 4 anos.[55] Um exame de ensaios abertos publicados entre 2009 e 2010 revelou taxas substanciais de dessensibilização, variando de 64% a 93%, dependendo de critérios, método e resultados. Esse método de imunoterapia oral (OIT) essencialmente dá à pessoa alérgica uma quantidade crescente desse alérgeno para aumentar o limiar antes de desencadear uma reação. No consultório de um alergista ou no ambiente de pesquisa clínica, a dose aumenta gradualmente ao longo de um período de meses, até que o nível de sensibilidade diminua até o ponto em que o consumo inadvertido não resulte em choque anafilático. A OIT dessensibilizou 60% a 80% dos pacientes com sensibilidades ao amendoim, ovo e leite.[56] Não pode eliminar uma alergia, mas pode dar mais liberdade às pessoas com alergias alimentares graves.

ALERGIAS FAMILIARES

Alergias muitas vezes vêm em grupos. Se você é sensível ao látex, também pode ser alérgico a maçãs, damascos ou abacates. Se você é alérgico a morangos, provavelmente também é alérgico a aipo, kiwi, melões, nectarinas, mamão e trigo. Sensibilidades e intolerâncias alimentares são extremamente comuns. Especialistas acreditam que algo entre 2% e 20% da população mundial possui algum tipo de intolerância alimentar.

A FDA aprovou recentemente o pó de alérgeno de amendoim (marca Palforzia) como o primeiro medicamento para o tratamento de alergias a amendoim em crianças.[57] Crianças entre 4 e 17 anos com alergia comprovada a amendoim podem obter este medicamento para ajudar a prevenir respostas como anafilaxia.

Teste de alergia alimentar

Muitas pessoas passam sua vida inteira com inchaço e problemas gastrointestinais, sem perceber que esses efeitos colaterais vêm do consumo de alérgenos. Na minha carreira, já vi mais pacientes com alergias alimentares do que posso contar. Como saber se você tem uma alergia alimentar?

O mercado norte-americano tem muitos testes caseiros. Everlywell e Viome são dois dos mais confiáveis. Nenhum deles precisa de um pedido médico, e você pode fazer ambos em casa. O Viome combina dados de um teste microbiano com um teste metabólico para determinar como seu corpo e a flora em seu sistema digestivo interagem com alimentos distintos. A partir daí, você recebe um plano personalizado para ajudá-lo a permanecer equilibrado e viver no seu pico de desempenho sem que as sensibilidades alimentares te atrapalhem.

Mais testes estão chegando, mas a melhor maneira de saber é visitar um alergista. Um alergista normalmente usará várias formas de análise — geralmente histórico médico, relato de sintomas, testes cutâneos e testes de IgE — para chegar a um diagnóstico. Uma dieta de eliminação seguida por testes de desafio oral muitas vezes se junta a exames de sangue ou pele para determinar uma alergia alimentar. Os testes caseiros não têm essa abordagem rigorosa, portanto, mantenha seu médico informado.

Cada alimento recebe uma classificação em uma escala de classe de 0 a 3:

- ◆ Classe 0, reatividade normal.
- ◆ Classe 1, reatividade mínima.
- ◆ Classe 2, alguma reatividade.
- ◆ Classe 3, alta reatividade.

Um nível de reatividade mais alto pode indicar que um alimento pode estar desencadeando sintomas, tornando-o um candidato ideal para testes em uma dieta de eliminação e desafio de reinclusão.

Metais pesados

Como você deve se lembrar da tabela periódica de elementos, os metais são brilhantes, geralmente maleáveis, e conduzem calor e eletricidade. Metais pesados, como o nome indica, têm altas densidades. Eles também têm altos níveis de toxicidade em humanos. Você pode inalá-los, ingeri-los ou absorvê-los através da pele. Se muitos metais entrarem em seu corpo, você corre o risco de envenenamento por metais pesados, o que pode causar problemas cognitivos, anormalidades comportamentais e danos aos órgãos. O tipo e a quantidade de metal determinam os sintomas e seu impacto. Você provavelmente encontrará os três seguintes metais pesados comuns todos os dias.

Mercúrio

Liberado no ar através das emissões das usinas de energia e da queima de combustíveis fósseis, o mercúrio se deposita em lagos e oceanos, onde peixes e mariscos o absorvem. Quando você come peixes ou mariscos contaminados com mercúrio, ingere esse metal venenoso. Um estudo do Instituto de Pesquisa em Biodiversidade descobriu que 84% dos peixes contêm mercúrio.[58] Limite o mercúrio em seu corpo evitando peixes com maior teor de mercúrio, como peixe-espada, cavala-verdadeira e robalo chileno. O corpo elimina o metal através da urina, então beba muita água.

Chumbo

Poeira, tinta velha, tubos corroídos e certos hobbies podem levar à inalação ou ingestão de chumbo. Ele substitui o cálcio no seu corpo, o que afeta a sua mente, porque os neurônios no cérebro usam cálcio para se comunicar. O chumbo permanece no corpo por décadas e causa danos nos nervos e pressão alta. A deficiência de ferro se relaciona com altos níveis de chumbo, portanto, comer alimentos ricos em ferro, cálcio e vitamina B pode ajudar a combater os efeitos da exposição ao chumbo.

DECLÍNIO DO IMPÉRIO ROMANO

As neurotoxinas no chumbo podem ter contribuído para a dissolução do Império Romano. Os antigos romanos bebiam vinho de copos de chumbo e transformaram o metal em praticamente tudo o que usavam: canos, panelas, utensílios e até mesmo um adoçante comum contendo acetato de chumbo. Os pesquisadores acreditam que a água que beberam continha níveis de chumbo 60 vezes maiores do que o que a EPA (Agência de Proteção Ambiental dos Estados Unidos) permite.

Arsênico

Um elemento que ocorre naturalmente, o arsênico existe no solo e nas rochas na maior parte dos Estados Unidos e em muitos outros países. A partir daí, ele se infiltra nas águas subterrâneas, o que tem um efeito dominó sobre peixes, culturas e gado. Mesmo quantidades vestigiais no corpo podem interferir com os hormônios supressores de tumores, de modo que a exposição ao arsênico se correlaciona com uma variedade de cânceres. Ele prejudica as células pulmonares e cria inflamação no coração. A Organização Mundial da Saúde (OMS) estima que pelo menos 140 milhões de pessoas em 50 países diferentes estão bebendo água com níveis prejudiciais de arsênico.[59] Além de testar sua água, consumir verduras escuras e folhosas, alimentos ricos em fibras e muita água limpa pode ajudar a eliminar o arsênico do seu sistema.

Teste de metais pesados

Se você tiver sintomas de envenenamento por metais pesados, seu médico pode solicitar um exame de sangue de metais pesados, mas você também pode obter um exame de urina para fazer em casa sem pedido médico. Um exame de sangue de metais pesados procura a concentração de metais potencialmente perigosos na corrente sanguínea. Chumbo, mercúrio, arsênico e cádmio são os metais mais comumente examinados. Cobre, zinco, alumínio e tálio são alguns dos metais menos comumente testados.

ENTRE EM AÇÃO

- Da próxima vez que você (esperar) experimentar o jet lag, descanse bastante, tome melatonina no momento apropriado, experimente um aplicativo para dormir ou um dispositivo de ondas cerebrais e beba muita água.

- Evite comer tarde da noite, o que pode causar indigestão.

- Para uma melhor noite de sono e um peso mais saudável, mantenha o seu espaço de dormir escuro e sem eletrônicos na cama. Se não conseguir evitar os aparelhos eletrônicos, utilize luz azul ou filtros noturnos nas telas após o pôr do sol. Se você não pode evitar a luz azul durante a noite, use uma máscara de olho para dormir.

- Se você tomar medicamentos prescritos, siga as instruções de horário ao pé da letra.

- Evite o excesso de cafeína, cochilos e álcool para uma melhor noite de descanso.

- Defina um alarme para lembrá-lo de ir dormir.

- Crie o hábito de não pressionar "soneca" no seu despertador.

- Investigue ou crie listas de reprodução de paisagens sonoras projetadas para aumentar o foco ou o relaxamento.

- Atrase ou pule o café da manhã por alguns dias e observe seus hábitos alimentares nesse período.

- Se você acha que tem sensibilidade alimentar ou alergia, mas não recebeu um diagnóstico formal, peça ao seu médico um encaminhamento para um alergista.

- Para entender como a comida que você come, o horário em que você come e quanto você se exercita afetam os seus níveis de açúcar, monitore de perto os seus níveis de glicose por 30 dias.

7.

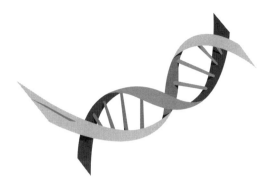

O PODER DOS HÁBITOS

"Manter o corpo em boa saúde é um dever, caso contrário, não seremos capazes de manter nossa mente forte e clara."

— BUDA

Quando eu era criança, meus pais tinham um talão de cheques e, no final de cada mês, eles o equilibravam, rastreando depósitos e retiradas para garantir que seus totais correspondessem aos registros do banco. Quando tinha 12 anos, fazendo compras com os meus pais, eu vi um brinquedo do *Batman*. Eu tinha visto o *Batman* na TV e queria desesperadamente aquele brinquedo. Implorei à minha mãe para comprá-lo, mas ela disse que achava que não podíamos pagar. Ela me disse para perguntar ao meu pai se ele tinha dinheiro suficiente para comprar.

Meu pai adorava o *Batman* tanto quanto eu, mas ele disse que não tinha o dinheiro na época. Ele me disse que talvez eu o ganhasse no Natal. Fiquei de mau humor durante todo o caminho para casa. De volta à nossa casa, a minha mãe me pediu para colocar algo em um armário. Lá dentro, notei vários talões de cheques que o meu pai tinha guardado. Corri até ele com um talão na mão e disse: "Olha, papai, você tem todos esses cheques e me disse que não tinha dinheiro!"

Ele explicou pacientemente que os cheques são uma promessa, não uma garantia. Ele tinha que ter o dinheiro no banco, para poder fazer um cheque. Se todo o dinheiro não estivesse lá, o cheque seria devolvido, e o banco cobraria uma taxa, esvaziando ainda mais sua conta. "Você não pode gastar o que não tem", disse ele uma e outra vez.

O nosso corpo é uma conta bancária. Devemos equilibrá-lo e garantir que temos o que precisamos antes de gastá-lo, lutando contra infecções ou doenças. Esse ato de equilíbrio é chamado de homeostase. À medida que você envelhece, torna-se cada vez mais importante entender o que mantém o seu equilíbrio para melhorar suas chances de sobrevivência em longo prazo. Um bom equilíbrio lhe oferece uma vida mais longa e continuar a fazer o que gosta nos próximos anos.

HOMEOSTASE

Os sistemas internos de todos os seres vivos, de plantas a filhotes e pessoas, devem manter um estado estável para processar nutrientes e distribuir os resultados de acordo, assim como fazer um depósito bancário e depois usá-lo para pagar contas. Cada organismo usa mecanismos diferentes, mas o objetivo permanece o mesmo: manter a homeostase e sobreviver. Se a sua pressão arterial disparar ou a temperatura do seu corpo cair, seus sistemas, seus órgãos e suas células podem ter dificuldades para funcionar. Se esse desequilíbrio não for corrigido, a deterioração da saúde ocorre e os órgãos funcionam mal ou falham. Se os seus pulmões não tiverem oxigênio por apenas quatro minutos, você pode morrer. Mesmo que você não morra, a privação de oxigênio pode matar as células cerebrais em questão de minutos. Se um bloqueio impede que o sangue chegue ao seu coração, você sofrerá um ataque cardíaco. Esses são os maiores distúrbios, mas mesmo os pequenos podem causar grandes problemas de saúde.

No século XIX, Claude Bernard, o pai da fisiologia experimental moderna, descobriu que as secreções pancreáticas continham enzimas digestivas. Ao fazê-lo, ele postulou que "a estabilidade do ambiente interno é a exigência de uma vida livre e independente" (traduzido do francês). Walter Cannon, um fisiologista e um dos maiores cientistas do mundo, continuou o trabalho de Bernard, cunhando a palavra "homeostase" no início dos anos 1920 a partir das palavras gregas antigas para "semelhante" e "estado de estabilidade". Em *A sabedoria do corpo,* Cannon descreve como o corpo está repleto de "pulsos de energia, tão minúsculos que métodos muito delicados são necessários para medi-los". Grande parte da pesquisa de Cannon permanece relevante hoje, especialmente suas explicações sobre como os sistemas corporais funcionam.

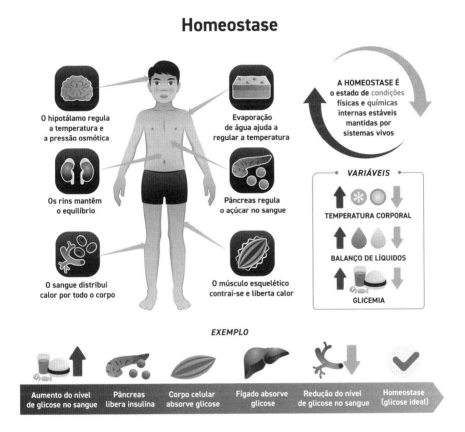

Para os nossos propósitos, homeostase médica significa equilíbrio em:

- Sais, minerais, proteínas e outras moléculas no sangue e na urina.
- Concentrações de hidrogênio, cálcio, potássio, sódio, glicose, dióxido de carbono e oxigênio disponíveis para as células.
- Temperatura interna, pH e outras métricas.

O hidrogênio, por exemplo, ajuda a manter pH e temperatura corporal constantes. Seu ritmo circadiano diminui a temperatura do corpo à noite. Mas, se estiver doente, o seu corpo produzirá febre. Como você pode ver, manter o equilíbrio requer uma sinfonia complexa de química, fisiologia e física que ocorre durante cada segundo de sua vida. Em pessoas saudáveis em condições normais, esses processos ocorrem constantemente. Imagine se você tivesse que ajustar continuamente a temperatura do seu corpo como um termostato manual delicado ou medir seus níveis de pH centenas de vezes por dia. Seu corpo faz isso automaticamente a cada segundo do dia.

Para alcançar a homeostase, vários sistemas — imunes, digestivos e outros — frequentemente trabalham juntos. A microbiota em seu sistema digestivo mantém sua saúde intestinal e ajuda seu sistema imunológico a prevenir condições como a doença inflamatória intestinal. (Como vimos, o desequilíbrio do microbioma pode levar à inflamação terminal crônica.)

Sobrecarga alostática

O processo adaptativo do seu corpo, que ajusta sua homeostase conforme necessário, é chamado de alostase. Por exemplo, quando você está dormindo, a frequência cardíaca e a pressão arterial permanecem baixas. Se você acordar e sair para correr, a frequência cardíaca e a pressão arterial aumentarão, ajustando-se à nova carga de estresse. A sobrecarga alostática ocorre como o efeito cumulativo de comportamentos prejudiciais à saúde e ao estresse. Se você não dorme o suficiente por várias semanas ou fuma três maços de cigarros por dia durante dez anos, está colocando seu sistema sob um estresse incrível. Eventos traumáticos, empregos de alto estresse e até mesmo a luta contra a pobreza causam desgaste em qualquer sistema corporal. Com o tempo, a luta constante do corpo para recuperar a homeostase resulta em sobrecarga alostática, que pode contribuir para doenças cardiovasculares, depressão, diabetes, hipertensão, obesidade e outras doenças críticas. Estima-se que o estresse contribui em 50% a 70% de todas as doenças físicas.[60] O sistema imunológico contribui para a homeostase, dando ao corpo o que ele precisa para combater infecções ou se curar após o trauma. Se você sofre um corte, seus mastócitos liberam substâncias químicas que trazem mais oxigênio e células imunes à lesão. Os macrófagos comem as células mortas e quebradas e liberam uma proteína que faz com que novos vasos sanguíneos e pele se formem. Nesse caso, o sistema imunológico ajuda a sua pele a restaurar a homeostase. Se o sistema imunológico falhar, as infecções podem piorar e se espalhar, o que geralmente acontece quando infecções dentárias despercebidas migram para o coração.

O corpo humano pode se reparar, mas a capacidade de todos para lidar com ameaças biológicas e fisiológicas varia, especialmente tendo em conta diferentes dietas e estilos de vida. Mas você pode ajudar seu corpo a manter a homeostase e um sistema imunológico saudável com melhores hábitos de vida.

Fatores externos

Os médicos costumam chamar seus hábitos pessoais de "fatores externos", sendo o corpo o fator interno. Mas isso é simplista demais. Sua longevidade está diretamente relacionada à boa saúde física e mental. O problema é que estamos ficando mais doentes a cada ano. Nos Estados Unidos, um grande número de pacientes requer atenção médica para uma variedade de condições de saúde que ocorrem ao mesmo tempo, uma situação chamada de "multimorbidade". Comorbidade significa ter mais de uma doença em uma pessoa ao mesmo tempo — diabetes e insuficiência cardíaca congestiva, por exemplo. Multimorbidade significa mais de duas doenças ao mesmo tempo.

> ### MAUS HÁBITOS
>
> Muitas pessoas tomam constantemente omeprazol para refluxo ácido ou usam difenidramina (Benadryl) para adormecer todas as noites, combatendo maus hábitos — comer alimentos errados, beber muita cafeína — com piores hábitos. Um erro não justifica o outro.

Um estudo de 25 anos da Pesquisa Nacional de Saúde e Nutrição descobriu que 59,6% de todos os adultos têm mais de duas multimorbidades, um número que aumentou 12% desde 1988.[61] Esse número também está prestes a aumentar ainda mais à medida que mais pessoas lidam com o vírus da covid e suas consequências respiratórias e cardíacas.

A maioria dessas condições é evitável, e hábitos diários prejudiciais as exacerbam. Isso significa que, com tempo e esforço, você pode desacelerar e até mesmo reverter o processo de envelhecimento. Os hábitos diários que impedem a deterioração da saúde, evitam doenças e otimizam os sistemas do seu corpo podem fazer uma enorme diferença no quão bem você vive. Você pode controlar esses fatores "externos" e realmente mudar a sua vida.

As empresas de biotecnologia estão se aprofundando na compreensão da biologia do envelhecimento para criar produtos e medicamentos. Mas médicos e pesquisadores clínicos sabem há décadas que os maus hábitos se relacionam com a doença. Escolhas se tornam hábitos, e hábitos se tornam padrões. Você escolhe diariamente se quer criar padrões bons ou ruins. Vejamos vários hábitos que você pode melhorar facilmente.

EXPECTATIVA DE VIDA

Desde 1995, a obesidade e o diabetes aumentaram para níveis epidêmicos nos Estados Unidos. Hábitos de vida pouco saudáveis, como consumir açúcar e carboidratos em excesso, podem levar a problemas no sistema imunológico ao longo do tempo, o que encurta sua vida. Um estudo do Escritório de Estatísticas Nacionais do Reino Unido descobriu que uma menina nascida em 2019 deve viver três anos *a menos* do que uma menina nascida em 2014. Nesse estudo, espera-se que os meninos nascidos em 2019 vivam cerca de um ano a menos do que seus colegas de 2014.[62] A AHA adverte que uma em cada três crianças e adolescentes nos Estados Unidos está acima do peso, obesa ou gravemente obesa, colocando-as em maior risco de diabetes, acidente vascular cerebral, câncer, asma e outras doenças.[63] As crianças de hoje podem experienciar vidas mais curtas e menos saudáveis do que os seus pais.

NUTRIÇÃO

Com a ascensão do agronegócio e a explosão de alimentos rápidos e processados, é fácil esquecer que os alimentos supostamente alimentam seu corpo, mantêm sua saúde e previnem doenças, não satisfazem os desejos. Os alimentos fornecem informações às células e se comunicam com os órgãos. A qualidade do que você come se torna ainda mais importante quando você tem necessidades especiais. Para pessoas que estão se recuperando de uma infecção, grávidas ou lactantes, consumir os nutrientes certos restaura vitalmente a homeostase e estimula o sistema imunológico.

À medida que você aprende mais sobre a ciência da alimentação e nutrição, terá que examinar cuidadosamente suas próprias crenças alimentares e decidir quais mudanças deseja fazer. Como sempre, discuta quaisquer mudanças na dieta com o seu médico, especialmente se você tiver outros problemas de saúde. Vamos mergulhar mais profundamente em bons hábitos alimentares mais tarde, mas destacaremos alguns aqui.

Coma alimentos ricos em antocianinas, os compostos químicos que deixam frutas e vegetais roxos — como amoras, mirtilos, cenouras, couve-flor e milho. As antocianinas fornecem proteção contra danos no DNA, aumentam a produção de citocinas e têm propriedades anti-inflamatórias. Consuma muitos bioflavonoides, que oferecem benefícios semelhantes às antocianinas e estão no chá preto, cítricos, cacau e salsa. Tome suplementos de vitamina D e A para aumentar o seu sistema imunológico. A vitamina A, quando usada corretamente, pode ajudar a capacidade do corpo de combater infecções respiratórias. Busque a diversidade, especialmente quando se tratar de grãos (aveia e cevada) e cogumelos. Se ainda não o fizer, incorpore levedura nutricional, espirulina e algas marinhas em sua dieta. Alimentos processados e embalados nunca entregam o mesmo valor nutricional, não importa o que os fabricantes digam nos rótulos.

Em seu site, uma marca popular de substituto de ovo se apresenta como "ovos à base de plantas". Mas as plantas não põem ovos. Um olhar mais atento revela mais de vinte ingredientes, incluindo o pirofosfato tetrassódico, um composto inorgânico que, quando ingerido por via oral, tem um nível de toxicidade aproximadamente o dobro do sal de mesa. Esse produto também contém transglutaminase, que ocorre naturalmente no corpo como uma enzima microbiana. A indústria alimentícia usa-o para unir proteínas e prolongar a vida útil de um produto. Nesse contexto, a transglutaminase tem ligações com a doença celíaca. Se a natureza não o fez, não o consuma.

A REGRA DOS DEZ INGREDIENTES

As empresas de alimentos costumam usar um truque na publicidade, alegando que seus produtos são "feitos de plantas" ou "integrais" para fazer você pensar que o produto é orgânico, natural ou saudável. Contudo, olhe para o rótulo. Se você não consegue pronunciar um ingrediente, ele provavelmente veio de um laboratório, não de uma fazenda. Se um produto tiver mais de dez ingredientes, certifique-se de que pelo menos sete são naturais e orgânicos.

Elementos alimentares

É importante entender a ciência da nutrição. Se você tiver quaisquer necessidades dietéticas especiais, discuta-as com seu profissional de saúde antes de fazer quaisquer alterações na dieta. A comida nutre o corpo humano, mas é muito mais do que isso. Ela satisfaz as suas necessidades de energia, estrutura, regulação e proteção. Você deve compreender os principais elementos alimentares para compreender a sua relação com o seu corpo.

Carboidratos

Seja simples ou complexo, este macronutriente fornece energia às suas células. Os carboidratos não usados imediatamente se tornam glicogênio ou se convertem em gordura armazenada para futuras necessidades energéticas.

Gorduras

Essas fontes de energia superconcentradas, também um macronutriente, transportam vitaminas lipossolúveis e servem como fontes de ácidos graxos essenciais. Se consumidos em excesso, eles também se convertem em gordura corporal para uso futuro.

Proteínas

Especialmente importante para o seu sistema imunológico, esse terceiro macronutriente desempenha um papel fundamental na produção de enzimas, hormônios e anticorpos. Proteínas ricas em caseína de laticínios ou albumina de ovos ajudam a formar novos tecidos, bem como manter e reparar aqueles já formados. Quando consumida em excesso, a proteína se converte em carboidratos e gorduras para necessidades futuras.

Vitaminas e minerais

Esses micronutrientes, como cálcio, iodo, ferro, fósforo, potássio e sódio (minerais), impulsionam a função adequada das suas células imunológicas diariamente. Eles também regulam os processos corporais, desde a coagulação do sangue até os estímulos nervosos. Vitaminas lipossolúveis incluem A, D, E e K; vitaminas hidrossolúveis incluem B e C. Cada uma contribui para o sistema imunológico de várias maneiras, incluindo a proteção de células saudáveis, promovendo o crescimento e a atividade das células imunes e estimulando a produção de anticorpos.

De acordo com estudos epidemiológicos, as pessoas desnutridas têm um risco maior de contrair infecções bacterianas, virais e outras, porque mesmo apenas uma única deficiência de nutrientes pode prejudicar a resposta imune — mas particularmente deficiências em zinco, selênio, ferro, ácido fólico, cobre e vitaminas B.

Suplementos

Durante décadas, a comunidade médica tem estado dividida sobre se o corpo requer suplementos. Alguns médicos defendem a suplementação proativa, mas outros se opõem fortemente a ela. Nosso corpo tem sistemas de desintoxicação embutidos, incluindo os rins e o fígado, o que é bom porque estamos consumindo mais produtos químicos sintéticos do que nunca. Nossos ancestrais enfrentaram a poluição do ar causada por incêndios, mas não a contaminação global, e bactérias, mas não cepas resistentes a antibióticos. Também temos que lidar com metais pesados, pesticidas, alimentos processados e muito mais que seus corpos nunca encontraram. Ao mesmo tempo, maus hábitos alimentares estão nos impedindo de obter sais e minerais suficientes. Suplementar sua dieta com vitaminas, minerais e adaptógenos pode ajudar seu corpo a excretar os produtos químicos e vírus, como o HPV, que permanecem dentro de seu sistema por meses, às vezes anos.

Suplementos específicos podem auxiliar em certas condições. Adultos com osteoporose, por exemplo, podem exigir mais vitamina D e cálcio do que obtêm de suas dietas. De acordo com alguns estudos, uma combinação de vitamina C, vitamina E, carotenoides, zinco e cobre pode retardar o curso da degeneração macular relacionada à idade, uma das principais causas de perda visual em idosos. Pessoas com doença de Crohn ou doença celíaca, que dificultam a absorção de certos nutrientes, podem se beneficiar de suplementos. Uma deficiência de vitamina B12, comum para muitas pessoas, quase sempre requer suplementação. Suplementos que reabastecem metabólitos esgotados e ajudam a criar mitocôndrias podem aumentar seu metabolismo. À medida que você envelhece, o declínio mitocondrial faz com que seu metabolismo, o processo pelo qual seu corpo transforma alimentos em energia, torne-se menos eficiente. Para o seu sistema imunológico, as escolhas se tornam menos claras. As empresas estão desenvolvendo suporte imunológico abrangente em um suplemento diário. Como parte de minha pesquisa profissional, analisei cinquenta suplementos diferentes de "reforço imunológico", mas nenhum produto atualmente disponível nos Estados Unidos atendeu às minhas expectativas.

Alguns suplementos funcionam melhor quando tomados com outros. Por exemplo, se você quiser retardar o processo de envelhecimento, tomar um complemento diário que forneça suporte mitocondrial, bem como renovação celular, pode ser uma boa ideia. Para saúde e clareza do cérebro, um complexo diário com nootrópicos pode sobrecarregar sua massa cinzenta e diminuir o ritmo do declínio cognitivo.

Pessoas com alergias, conhecidas ou não descobertas, devem ter cautela sobre o que tomam. Os suplementos geralmente incluem produtos lácteos ou derivados, bem como PUFAs e óleos vegetais que são ruins para você.

Adaptógenos

Originários de ervas ou cogumelos, os adaptógenos permitem que seu corpo se adapte ao estresse físico, químico ou biológico. De acordo com a teoria, eles aumentam a resistência "inespecífica" a influências negativas no corpo, ativando o mecanismo de resposta ao estresse do corpo e ajudando a restaurar a homeostase. Usado por milênios na medicina ayurvédica, com estudos científicos confirmando seus benefícios, os adaptógenos comuns incluem ashwagandha, mirtilo, ginseng, juba de leão e cogumelos reishi. Eles têm uma série de benefícios comprovados para a saúde, incluindo a capacidade de melhorar a função celular, a atividade cerebral e o sistema imunológico. Eles vêm como tinturas, chás, pós e pílulas que você pode tomar separadamente ou em conjunto.

Alerta aos consumidores

De acordo com uma pesquisa de 2017 com 3.500 pessoas com 60 anos ou mais publicada no *Journal of Nutrition*, 70% dos entrevistados tomaram um suplemento diário (multivitamínico ou um micronutriente individual), 54% tomaram um ou dois suplementos e 29% tomaram quatro ou mais.[64] *Somente nos* Estados Unidos, os suplementos sem necessidade de prescrição geram receita anual de cerca de US$30 bilhões. Então, eles valem a pena ou são um desperdício de dinheiro?

Nem todos os suplementos são criados iguais, e não há uma resposta única para todas as necessidades individuais. A maioria dos fabricantes combina bons ingredientes com aditivos nocivos ou óleos vegetais, por isso é importante saber o que você está comprando. Óleos derivados de plantas como milho, palmeiras, cártamo, soja e girassóis geralmente entram em óleos para carros e em outros lubrificantes industriais. Os fabricantes de suplementos os usam para prolongar a vida útil.[65] Seu coração, suas artérias e outros sistemas não precisam deles, e consumi-los pode interromper os mecanismos que os mantêm saudáveis.

Se você comer uma dieta bem equilibrada, provavelmente não precisará de suplementos. Mas quem hoje em dia pode aderir, 24 horas por dia, a uma dieta verdadeiramente saudável que exclui álcool e produtos químicos? Você não evitará toxinas escondidas ao recusar um vinho no jantar. Os suplementos não são um substituto para uma dieta saudável e bem equilibrada, nem são uma cura para todos, mas podem ajudá-lo a recuperar o equilíbrio, especialmente quando combinados com melhores hábitos de vida, como beber água de boa qualidade, beber menos ou nenhum álcool, comer menos alimentos ultraprocessados e reduzir o teor de açúcar em sua dieta.

AÇÚCAR

De acordo com pesquisas, a maneira mais rápida de desenvolver diabetes tipo 2 é consumir seis pacotes de doces por dia enquanto toma uma bebida doce gaseificada. Pode parecer extremo, mas muitas pessoas fazem exatamente isso — às vezes ou até mesmo frequentemente. Apenas um refrigerante açucarado pode afetar seu sistema imunológico por horas depois de beber. O açúcar danifica seu sistema imunológico inato, e muito açúcar em seu sistema permite que bactérias e vírus prosperem. É por isso que as pessoas com diabetes têm um risco maior de infecções e gangrena.

Um estudo publicado no *American Journal of Clinical Nutrition* descobriu que eram necessários apenas 75 gramas de açúcar para enfraquecer o sistema imunológico. Um refrigerante açucarado e uma barra de chocolate, juntos, contêm esse açúcar. Depois de consumi-los, seu sistema leva várias horas para se recuperar — supondo que você não ingira mais açúcar. Mesmo que faça tudo certo — dormir 8 horas por noite, exercitar-se regularmente, comer direito — você ainda pode prejudicar seu sistema imunológico com um par de refrigerantes ou barras de chocolate.

Muitas formas de açúcar são naturais, ou seja, cultivadas e não fabricadas, de modo que os produtos "totalmente naturais" podem conter toneladas de açúcar. Além disso, qualquer coisa em uma lista de ingredientes que termine em -ose é um tipo de açúcar. As empresas de alimentos às vezes inserem mais ali com múltiplas -oses, incluindo dextrose, frutose, galactose, glicose e maltose.

Sinônimos de Açúcar

Substitutos e sinônimos comuns para o açúcar incluem néctar de agave, xarope de agave, malte de cevada, açúcar de beterraba, melaço, xarope de arroz integral, açúcar mascavo, creme de manteiga, suco de cana, açúcar de cana, caramelo, xarope de alfarroba, açúcar de rícino, açúcar de coco, açúcar de confeiteiro, xarope de milho, sólidos de xarope de milho, frutose cristalina, açúcar de tâmara, açúcar Demerara, dextrina, dextrose, malte diastático, etil maltol, Florida Crystals, frutose, suco de frutas, concentrado de suco de frutas, galactose, glicose, sólidos de xarope de glicose, açúcar dourado, xarope dourado, açúcar de uva, xarope de milho de alta frutose, mel, açúcar invertido, lactose, xarope de malte, maltodextrina, maltose, xarope de bordo, melaço, açúcar muscovado, açúcar panela, açúcar bruto, xarope refinado, xarope de arroz, xarope de sorgo, sacarose, melado, açúcar turbinado e açúcar amarelo.

ÁLCOOL

De acordo com a neurociência, nenhuma quantidade de álcool é segura para a função cerebral. Cientistas, pesquisadores e clínicos estudaram a ligação entre o consumo de álcool e a deterioração da saúde por um longo tempo. Devido aos efeitos do álcool na iminência inata e adaptativa, os bebedores crônicos predispõem-se a uma ampla gama de problemas de saúde.

À medida que passa pelo corpo, o álcool entra em contato primeiro com o sistema gastrointestinal, que o absorve na corrente sanguínea. O álcool altera o número e a variedade de micróbios no bioma intestinal. Essas interrupções podem impedir sua capacidade de combater infecções, causar danos aos órgãos e retardar a recuperação dos tecidos. A maioria das pessoas sabe que o consumo excessivo de álcool pode prejudicar o fígado, que processa as toxinas. Mas o álcool também danifica os pelos finos dentro dos pulmões que mantêm os patógenos fora das vias aéreas. Além disso, prejudica as células imunes em órgãos-chave, incluindo os pulmões, tornando-o mais vulnerável a doenças respiratórias. Esse golpe duplo cria uma receita para o desastre pulmonar.

Mas isso não é tudo. Um estudo publicado na edição de março de 2022 da *Nature* descobriu que uma bebida por dia pode diminuir o volume total do cérebro. Em média, as pessoas com mais de 50 anos, que bebiam um litro de cerveja diariamente, tinham cérebros que pareciam 2 anos mais velhos do que aquelas que bebiam meia cerveja. Cada bebida adicional por dia contribuiu para o envelhecimento prematuro de seus cérebros.[66]

As mulheres grávidas que bebem aumentam drasticamente o risco de infecção e doença do recém-nascido, como a síndrome do alcoolismo fetal. O uso de álcool pela mãe afeta o sistema imunológico do bebê, e novas evidências sugerem que esses efeitos negativos duram até a idade adulta.[67]

Beber a menor quantidade de álcool possível lhe dá a melhor estratégia para uma forte imunidade e prevenção de doenças.

AJUDANTES DE RESSACA

Se você exagerar, não tome paracetamol (Tylenol) para quaisquer dores, pois pode danificar ainda mais o fígado. Aspirina, ibuprofeno ou naproxeno são boas opções. Também tome complexo de vitamina B, que ajuda seu corpo a metabolizar o álcool e seus subprodutos ainda em seu sistema, e cardo de leite, que ajuda o fígado a se curar depois de processar todas essas toxinas.

EXCESSO DE PESO

Se você está consumindo os alimentos errados, incluindo açúcar e álcool, provavelmente pesa mais do que deveria. Alguns estudos descobriram que uma cintura larga aumenta o risco de as mulheres morrerem de doenças cardiovasculares, mesmo quando foram consideradas pesos normais por medições do índice de massa corporal (IMC).[68]

A obesidade se correlaciona com a inflamação crônica de baixo grau, que estressa o seu sistema imunológico. O tecido adiposo produz adipocitocinas, que podem promover a inflamação. A pesquisa sobre o tema continua, mas a obesidade também parece ser um fator de risco para o vírus da gripe, possivelmente devido à função prejudicada das células T.[69] De acordo com as últimas pesquisas, muita ou pouca gordura corporal pode degradar seu sistema imunológico. O excesso de peso e a inflamação que o acompanha podem colocá-lo em risco de desenvolver diabetes tipo 2, hipertensão e doenças cardíacas.

Se o seu médico lhe disser que você precisa perder peso para uma melhor saúde, siga esse direcionamento.

ESTRESSE

Quando estressado, seu corpo produz cortisol, o que reduz sua capacidade de combater infecções, tornando-o mais vulnerável a qualquer patógeno que apareça no seu caminho. Em apenas trinta minutos, pensamentos ansiosos podem enfraquecer sua resposta imune porque o estresse interrompeu a homeostase do seu corpo.

Quando você encontra uma ameaça — um filme de terror, um grande animal vindo em sua direção, um intruso em sua casa — seu hipotálamo ativa um alarme em todo o seu corpo. Suas glândulas adrenais, que ficam em cima de cada um dos seus rins, secretam uma enxurrada de hormônios, incluindo adrenalina e cortisol, para ajudá-lo a lidar com o que está acontecendo. A adrenalina aumenta sua frequência cardíaca, sua pressão arterial e seus níveis de energia. O cortisol, o principal hormônio do estresse, aumenta os níveis de glicose na corrente sanguínea, melhora a capacidade do cérebro de processar a glicose e aumenta a capacidade do corpo de reparar seus tecidos. O cortisol também suprime funções desnecessárias ou prejudiciais em situações de luta, fuga ou congelamento. Ele subjuga o sistema digestivo, o sistema reprodutivo e até mesmo o processo de crescimento, permitindo que seu corpo se concentre em lidar com o motivo do estresse. Esse sistema de alarme também se comunica com as partes do cérebro que controlam a felicidade, a motivação e o medo.

Sob estresse crônico, seu corpo mantém níveis persistentemente altos de cortisol, que se correlacionam com o aumento do apetite e ganho de peso. Muito estresse pode acarretar compulsão alimentar de lanches ou consumo excessivo de álcool, ambos os quais podem causar deficiências nutricionais e um sistema imunológico enfraquecido. É por isso que manter o equilíbrio do cortisol é tão essencial para a homeostase. O cortisol é o departamento de emergência do seu corpo, está ali para crises momentâneas, mas não é um substituto para bons hábitos diários. Se você não pode controlar a sua ansiedade ou se ela interfere com a sua vida diária, fale com o seu médico, terapeuta, ou ambos.

A pandemia de covid-19 colocou mais pressão sobre praticamente todos. Tivemos que viver em isolamento, mas nós, seres humanos, somos criaturas sociais, de modo que a reclusão pode ter afetado nossa saúde mental tanto quanto nosso bem-estar físico. Você pode ter experimentado medo, tristeza, dificuldades financeiras ou todas elas durante a pandemia, o que só agrava o estresse. Como resultado, muitas pessoas provavelmente envelheceram mais rapidamente durante a pandemia do que teria acontecido de outra forma, uma realidade estranha apoiada por evidências científicas. O estresse causa inflamação no corpo, o que eventualmente encurta seus telômeros, o que acelera o envelhecimento.

Os efeitos persistentes do isolamento

Quando o coronavírus SARS-Cov-2 se espalhou pelo mundo, eu morava em São Francisco, conduzindo ensaios clínicos em fase inicial sobre imunoterapias de ruptura para pacientes com câncer. Estávamos lutando pela sobrevivência enquanto também evitávamos um vírus mortal e mutável. Nós, que sobrevivemos, tivemos nossa vida virada de cabeça para baixo e rapidamente percebemos como nossos sistemas de saúde estavam despedaçados. Como imunologista, eu não podia simplesmente assistir do lado de fora enquanto o mundo desmoronava. Desde aqueles primeiros dias de surtos, envolvi-me em vários projetos destinados a auxiliar a resposta à pandemia.

Depois que as restrições da pandemia começaram a ser flexibilizadas, uma das minhas amigas teve que voltar para o escritório. Ela foi, voltou para casa, rastejou para o chuveiro e soluçou por horas. O que costumava importar — sua carreira e ascender na vida corporativa — não importava mais. O estresse das batalhas que ela não queria mais lutar a atingiu com força. Muitas vezes, nós lutamos em vez de lidar com o que literalmente está nos deixando doentes, e como todos nós experimentamos em primeira mão, o estresse da quarentena é muito real. Um estudo publicado no *The Lancet* descobriu que apenas nove dias de quarentena podem aumentar os níveis de estresse em adultos e crianças.[70]

Gerenciar o estresse reduzindo seus gatilhos — pensamentos tóxicos, lugares, pessoas — pode ajudar a desvendar os segredos para uma saúde imunológica melhor. Todo mundo experimenta o estresse de maneira diferente, então você pode diminuí-lo de várias maneiras, incluindo exercícios de respiração, meditação ou oração, e outros métodos que analisaremos na Terceira Parte.

EXERCÍCIO

A atividade física regular pode melhorar o sono, o equilíbrio metabólico e a memória. Mas exercitar-se na hora errada do dia pode causar mais danos do que você imagina. Lembra-se daqueles ritmos circadianos? Acontece que o seu relógio interno também influencia o exercício. Diferentes células, tecidos e órgãos têm diferentes sensibilidades ao exercício, dependendo da hora do dia.

Você pode preferir uma corrida à tarde ou uma aula de ginástica à noite, mas a pesquisa mostrou que a manhã é o melhor momento para atividade física extenuante. É quando os seus níveis de cortisol estão mais altos. A Jawbone, fabricante de fones de ouvido sem fio e rastreadores de condicionamento físico, conduziu um estudo com 1 milhão de pessoas, analisando seus hábitos de treino. O estudo descobriu que as pessoas que se exercitam de manhã são mais propensas a treinar três ou mais vezes por semana, a frequência recomendada. Dos participantes, 11% se exercitaram às 6h, a hora mais popular, com às 5h aparecendo em segundo lugar. Pessoas que dormem até tarde preferiram o início às 9h. Pessoas que vão à academia às 18h tendiam a ter regimes mais inconsistentes.[71]

Diferentes tecidos respondem ao exercício em diferentes momentos do dia, mas essas respostas se conectam para criar uma resposta orquestrada que controla os níveis gerais de energia do seu corpo. Ela melhora o seu humor, aumenta a sua energia e ajuda a dormir melhor. O exercício atua como um inibidor de apetite, o que pode ajudar a controlar o seu peso, e combate muitos problemas de saúde. Apesar de toda essa evidência científica, apenas um quarto dos norte-americanos faz exercícios regulares. Esse número não mudou nos últimos vinte anos, apesar das contínuas campanhas de conscientização pública sobre a multiplicidade de benefícios da atividade física.[72]

Movimento moderado

Estudos recentes mostraram que, se você não for cuidadoso, o treinamento intervalado de alta intensidade (HIIT), uma mania recente no mundo do fitness, pode prejudicar seu sistema imunológico, bem como sua cartilagem.[73] O exercício de estado lento de baixa intensidade (LISS), por outro lado, pode impulsionar seu sistema imunológico.

Correr e outras atividades de sustentação de peso fortalecem os músculos e ossos. Ossos fortes ajudam a prevenir osteoporose e fraturas mais tarde na vida. Treinamento de força ou resistência — levantar pesos, por exemplo — pode beneficiar sua saúde geral porque ajuda a manter a massa muscular. O músculo é mais denso do que a gordura, no entanto, por isso pode fazer com que seu peso aumente ligeiramente. Tal como acontece com qualquer coisa, o exagero não é bom. Levantar muito peso pode prejudicar joelhos, cotovelos e costas e acelerar o desgaste da cartilagem também.

O exercício moderado regular melhora sua saúde cardiovascular, diminuindo o risco de diabetes tipo 2 e síndrome metabólica (hipertensão, açúcar elevado no sangue, excesso de gordura corporal, níveis anormais de colesterol ou triglicerídeos e outros sintomas). O exercício reduz a incidência de certos tipos de câncer, como câncer de mama e cólon. Melhora o seu humor e aguça o seu pensamento e julgamento. O melhor de tudo é que melhora sua capacidade de permanecer engajado, de colher os benefícios da vitalidade e de prolongar sua vida. De acordo com o CDC, as pessoas que se exercitam por cerca de sete horas por semana têm um risco 40% menor de morrer prematuramente do que aquelas que se exercitam por menos de trinta minutos por semana.[74]

Repouso

O tempo de inatividade entre os treinos permite que o corpo se recupere e se adapte ao esforço anterior. O exercício esgota os recursos energéticos e a hidratação do seu corpo, por isso você precisa de tempo para reabastecer essas lojas. Manter um suprimento adequado de glicogênio muscular, a reserva de carboidratos do corpo, é fundamental para manter os níveis de açúcar no sangue consistentes. Vários estudos descobriram que o corpo precisa de, pelo menos, 24 horas para restaurar o glicogênio muscular gasto. Recuperar seus fluidos leva menos tempo, apenas uma a duas horas. Mas, devido à produção contínua de urina, seu corpo ainda precisa de mais tempo para retornar à boa hidratação.

Os músculos requerem várias semanas de ciclos de esforço e recuperação para crescer, um ciclo chamado adaptação fisiológica. A rotatividade de músculos, tendões e ligamentos acontece a uma taxa de 0,4% a 1,2% todos os dias. Ao descansar, seu corpo tem a oportunidade de reparar e criar tecido. Adaptações de longo prazo, como aumentar o seu número de vasos sanguíneos ou aumentar o tamanho do seu coração, leva meses de treino e descanso. Quaisquer que sejam seus objetivos, manter uma rotina regular de exercícios e descanso aumentará sua capacidade aeróbica, tornando todo o seu corpo mais eficiente e forte.

Os dias de descanso também ajudam a prevenir a síndrome do overtraining, que pode levar a lesões, cansaço, insônia, depressão, ganho de peso e (ironicamente) uma parada no crescimento muscular. A privação do sono, em particular, denegrirá sua aptidão física e saúde geral. Um estudo abrangente descobriu que a privação do sono pode cansá-lo mais facilmente durante o seu próximo treino, juntamente com outras consequências desfavoráveis para a função cognitiva.[76]

MEÇA O TEMPO DE SEUS GANHOS

Para melhorar a síntese de proteínas, os pesquisadores descobriram que, durante um período de 12 horas, o consumo de proteína de soro de leite a cada 3 horas foi mais eficiente do que a cada 1 hora e 30 minutos ou 6 horas.[75]

Exercício e perda de peso

É praticamente impossível suar o excesso de comida, mas a queima de energia pode ajudá-lo a manter o peso depois de perdê-lo. Vejamos a matemática.

É preciso um déficit de cerca de 3.500 calorias para perder um quilo. Para cada 1,6 quilômetro de corrida ou caminhada, a maioria das pessoas queima apenas cerca de 100 calorias. Um bom pedaço de bolo de chocolate tem cerca de 400 ou 500 calorias. Se você comer aquele pedaço de bolo, terá que andar ou correr de 6 a 8 quilômetros apenas para equilibrar, sem criar déficit e sem perder peso. Se você não comer o bolo e queimar um déficit de 500 calorias por dia, perderá esse quilo em uma semana. De acordo com pesquisas sobre como seu metabolismo e cérebro se adaptam à dieta e ao exercício, mesmo uma pequena quantidade de perda de peso exigiria *muito* exercício. Se você se exercitar vigorosamente por longos períodos, como fazem os atletas profissionais, perderá peso porque seu corpo está queimando milhares de calorias por dia. Mas as pessoas comuns não se exercitam assim e, se o fizerem, sentirão mais fome do que o habitual, porque seu corpo tentará manter sua homeostase metabólica.

SONO

Quando é hora de dormir, seu relógio circadiano inicia o processo. Seus ritmos circadianos controlam muitos órgãos, incluindo o cérebro. Esses ritmos seguem pistas da luz do dia, que faz você se sentir alerta, e da escuridão, que faz você se sentir sonolento. Luz artificial brilhante ou estimulantes, como cafeína ou álcool, podem aumentar o estado de alerta mesmo à noite, interrompendo o relógio e empurrando-o para a frente.

Seu cérebro libera vários neurotransmissores que enviam sinais para promover o sono ou a vigília. O GABA, um neurotransmissor, reduz a atividade das células nervosas, o que é crucial para o sono. A adenosina, outro neurotransmissor, acumula-se no cérebro durante o dia e, quando atinge altas concentrações, faz com que você se sinta sonolento à noite. A cafeína mantém você acordado, bloqueando os receptores de adenosina no cérebro. Em resposta à escuridão, seu cérebro produz melatonina, um hormônio. A exposição à luz, natural ou artificial, inibe a produção de melatonina e aumenta a liberação de cortisol, o que o acorda. Quando exposto a muita luz artificial tarde da noite, como a luz azul das telas eletrônicas, seu corpo produz menos melatonina, tornando mais difícil adormecer. A serotonina, o neurotransmissor "do bem-estar", desempenha um papel no sono e na vigília. O cérebro a libera durante o dia e a utiliza para produzir melatonina à noite. Em vários pontos do seu ciclo sono-vigília, seu cérebro também libera uma variedade de hormônios, incluindo adrenalina, cortisol, histamina e norepinefrina, que combatem o sono. Produzidos em resposta ao estresse, esses hormônios fazem com que seu corpo acorde e fique mais alerta. Sob estresse crônico, seu corpo produz hormônio adrenocorticotrófico (ACTH), que produz cortisol. Insones têm níveis mais elevados de ACTH.

Ao dormir, seu corpo passa por dois estágios principais de sono: movimento rápido dos olhos (REM) e movimento não rápido dos olhos (não REM). Ao longo de uma noite média, você percorre essas fases cerca de quatro a seis vezes, e não é incomum acordar brevemente entre os ciclos. Você sonha em sono REM, o que é importante, mas passa a maior parte das suas horas de sono em sono não REM.

Não dormir o suficiente ou dormir mal pode ter uma ou mais das seguintes causas:

- Ingerir bebidas cafeinadas ou alcoólicas no final do dia ou à noite.
- Assistir à TV ou usar telas tarde da noite.
- Não seguir uma rotina de sono regular.
- Dormir em ambiente de sono muito iluminado, muito alto ou inadequado de outra maneira.
- Deslocamento do tempo circadiano, como jet lag, trabalhar durante a noite.
- Distúrbios de sono, como apneia, insônia ou movimentos periódicos dos membros.
- Outras condições médicas, incluindo dor crônica ou doença cardíaca, pulmonar ou renal.

A falta de sono aumenta seus níveis de cortisol, o que faz com que seu sistema imunológico lute para manter a homeostase. O cortisol também quebra o colágeno em sua pele, o que causa rugas prematuras. Estudos mostram que a privação do sono prejudica sua memória, suas habilidades motoras e seu cérebro. Você tem uma maior probabilidade de cometer erros ou sofrer um acidente de carro quando está cansado. A privação contínua aumenta o risco de doenças cardiovasculares, câncer, depressão, diabetes e derrame. Os dois últimos tópicos acima requerem avaliação médica e intervenção, mas você tem o poder de mudar as cinco primeiras.

IGNORÂNCIA

Você está lendo este livro, então já saiu na frente sobre este assunto, mas isso não significa que você pode parar de prestar atenção. Há muito a entender e considerar sobre os produtos químicos que você encontra, os alimentos que você consome, as consequências desses pneuzinhos ou desse trabalho estressante e como tudo isso afeta seu corpo. Mas tudo é importante, especialmente se você quiser retardar o processo de envelhecimento e experienciar uma vida longa e saudável. Se você está tentando entender os efeitos dos produtos químicos na sua água potável, decodificando rótulos no supermercado ou decidindo se quer tomar um copo de vinho ou fazer uma corrida, permaneça vigilante e informado de forma confiável. Sua saúde está literalmente em jogo. Sempre que seu corpo está desnutrido, intoxicado ou sofrendo de outra forma, ele falha de maneiras grandes e pequenas. Seus hábitos diários afetam todas as partes do seu corpo, então considere cuidadosamente as decisões que você toma hoje e amanhã. Elas podem salvar a sua vida.

ENTRE EM AÇÃO

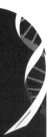

- Se você toma regularmente omeprazol, Benadryl ou auxiliares de sono sem receita, abandone-os.
- Preste atenção em quanto da sua comida vem de pacotes.
- Coma alimentos ricos em antocianinas e bioflavonoides. Incorpore levedura nutricional, spirulina, ou algas em sua dieta regular. Suplemente sua dieta com vitaminas D e A. Diversifique o que consome.
- Tente evitar alimentos comprados em lojas que contenham mais de dez ingredientes.
- Se um único alimento que você está prestes a comer tem mais de dez ingredientes, certifique-se de que pelo menos sete são naturais e orgânicos.
- Olhe para os alimentos que você come regularmente ou mantém estocados em casa. Verifique os rótulos nutricionais para açúcares adicionados e as listas de ingredientes para palavras que terminam em -ose.
- Reduza a ingestão de álcool. Se você beber, não tome paracetamol para aliviar uma ressaca. Em vez disso, tome aspirina, ibuprofeno ou naproxeno, juntamente com o complexo de vitamina B e cardo de leite.
- Se a ansiedade ou outras manifestações de estresse interferirem na sua vida diária, marque uma consulta para conversar com seu médico ou terapeuta.
- Se você se exercita de forma inconsistente, tente mudar seus treinos ou outra atividade física para a manhã ou pelo menos no início do dia.
- Se você se exercita regularmente, não se esqueça de incorporar um descanso significativo à sua rotina.
- Evite estimulantes, como álcool e cafeína, e luz azul de telas eletrônicas para dormir melhor.
- Continue se perguntando: meus hábitos diários estão impedindo ou permitindo o desconforto?

8.

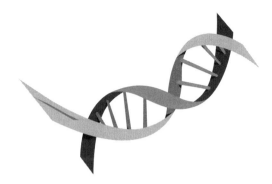

O FUTURO DA MEDICINA

"O futuro pertence àqueles que se preparam para ele hoje."
— MALCOLM X

No antigo Egito, nos primórdios da medicina, os sacerdotes também atuavam como médicos. Eles praticavam as primeiras formas registradas de medicina nas Casas da Vida, ou templos, ao longo do rio Nilo. Por milhares de anos, os mistérios da ciência, biologia e doenças humanas pareciam místicos. Na história mais recente, as pessoas que viviam em pequenas cidades raramente se dirigiam para hospitais da cidade para consultas médicas de rotina. Clínicas de atendimento de urgência não existiam. Em vez disso, praticamente todas as pequenas cidades tinham seus próprios médicos que viviam na comunidade. Eles conheciam todos os residentes, desde o nascimento até a morte, e essas conexões pessoais permitiam que os médicos de cidades pequenas personalizassem o atendimento ao paciente.

Desde o tempo dos sacerdotes-médicos, temos feito avanços monumentais na medicina. Descobrimos milhares de tipos de células, milhões de variantes do genoma, inúmeros genes associados a doenças e um número quase inimaginável de maneiras pelas quais todos eles podem se combinar em seu corpo. Com cada novo pedaço de conhecimento, chegamos mais perto de decifrar o código para uma vida mais longa.

Mas nossos sistemas de saúde atuais, como a comunidade médica está reconhecendo, em grande parte, corrigem problemas quando as coisas dão errado, em vez de manter as pessoas saudáveis de forma proativa. Ao longo do século passado, à medida que a burocracia e as margens de lucro dominaram os princípios mais profundos da medicina, o toque humano desapareceu. Uma desvantagem irônica da nova tecnologia é que o atendimento médico hiperpersonalizado muitas vezes negligencia o componente humano. É por isso que combinar a medicina moderna com relacionamentos antiquados é tão importante nas relações médico-paciente. A Suíça, em particular, está tornando esse movimento, chamado personomia, uma realidade, e vem ganhando força em outros lugares do mundo. A personomia usa os benefícios de ponta da tecnologia em conjunto com uma maior compreensão dos fatores pessoais que moldam a saúde de um paciente.

SOAR O ALARME

Médico de cidade pequena, Art van Zee trabalhava na clínica de saúde comunitária Pennington Gap, Virgínia, desde a década de 1970. No final da década de 1990, ele notou um número incomum de mortes por overdose de opiáceos entre adolescentes na cidade de 1.900 pessoas. Dr. van Zee alertou a Purdue Pharma sobre o problema e eventualmente peticionou pelo envolvimento da FDA. Os relacionamentos de longo prazo do Dr. van Zee na comunidade deram-lhe uma visão de linha de frente da crise dos opiáceos que se aproximava.

PERSONOMIA

A medicina de precisão tem muitos campos: epigenômica, ou o estudo do que causa a ativação e desativação de genes; genômica, ou o estudo de genomas; metabolômica, ou o estudo do metabolismo celular; personômica e farmacogenômica, que exploraremos neste capítulo. O campo da personomia analisa as circunstâncias únicas da vida de um indivíduo e como elas podem influenciar a suscetibilidade à doença, a reação genética às decisões sociais e as possíveis respostas a diferentes tipos de tratamento. Dependendo de quem a pratica, a personomia pode incorporar fatores comportamentais, culturais, econômicos, mentais, psicológicos, sociais e até espirituais de qualquer pessoa na equação geral da saúde.

O que isso significa para você? Ao analisar todas essas circunstâncias e como elas se relacionam com sua saúde, os médicos podem fazer previsões mais precisas e ajudá-lo a navegar (de volta) para uma saúde melhor, analisando mais pontos de dados. Mapear diferentes biomarcadores contra o seu equilíbrio entre trabalho e vida pessoal, por exemplo, pode ajudar os médicos a determinar quais mudanças de estilo de vida você precisa fazer, bem como prever o quão bem você reagirá aos tratamentos.

NÃO APENAS NÚMEROS

Sua saúde consiste em mais do que apenas resultados de laboratório. Vem do que você consome, onde trabalha, o envolvimento da sua comunidade, quanto amor você tem na sua vida e muito mais. Os componentes sociais influenciam muito o quão bem e quanto tempo você vive. Para ficar saudável, às vezes você precisa rever as escolhas passadas, como deixar um emprego que não gosta mais ou um relacionamento que azedou. Boa saúde e vida longa exigem autoconsciência, e só você pode guiar o seu próprio navio.

A economia da atenção orientada por influenciadores incentiva as pessoas a comprar produtos, relacionados ou não à saúde, com base em avaliações ou recomendações de indivíduos com ideias semelhantes, que não são necessariamente especialistas. Os planos de perda de peso, suplementos, rotinas de exercícios e adaptógenos que seu amigo adora podem não fazer nada por você, ou pior, causar-lhe danos. É por isso que a medicina personômica é tão eficaz. Ele agrega todos os aspectos da sua vida para criar uma imagem de 360° da sua saúde. Em seguida, os dados apontam para soluções personalizadas para tudo, desde rotinas saudáveis de envelhecimento até tratamentos contra o câncer. Você, como pessoa, é tão importante para a sua própria saúde quanto o seu DNA ou resultados de testes de laboratório.

Essa abordagem abrangente é mais do que apenas uma moda passageira. Ela dá aos pacientes mais autonomia, ao mesmo tempo que envolve e leva em conta seus grupos sociais. O excesso de informações sobre decisões básicas de saúde pode parecer confuso e esmagador. O seu médico deve ajudá-lo a navegar pelas suas escolhas, discutir possíveis opções de tratamento e responder às suas perguntas. Quando o seu médico entende a sua história cultural, comunitária e pessoal, suas chances de obter melhores cuidados aumentam muito.

Se você já se sentiu como apenas um número no sistema, a personomia pretende mudar isso. A fusão da medicina de precisão com uma vida saudável integra diferentes disciplinas médicas para ter o maior impacto. Imagine, por exemplo, combinar dados sobre sua aptidão cardiorrespiratória e seu fenótipo nutricional para melhorar a saúde do coração e gerenciar melhor o seu peso. A personomia pode reumanizar a medicina personalizada, e uma das melhores formas de medicina personalizada pertence ao sistema imunológico.

IMUNOTERAPIA

E se eu dissesse a você que podemos hackear o seu sistema imunitário para combater doenças, incluindo o câncer? É isso que a imunoterapia faz. Eu sei porque liderei e trabalhei com ganhadores do Prêmio Nobel em ensaios clínicos complexos para pacientes com câncer usando novas combinações de drogas de imunoterapia. A imunoterapia está ajudando milhões de pessoas em todo o mundo a experienciar uma vida mais longa e saudável. Algumas drogas podem aliviar os sintomas dolorosos de doenças autoimunes, como psoríase ou artrite reumatoide. Outras desencadeiam os poderes ocultos do seu sistema imunológico para encolher tumores em apenas alguns dias. Não é uma solução única, e os cientistas ainda lutam para entender por que o corpo de alguns pacientes resistem ao tratamento, mas o futuro do campo parece brilhante.

Tudo começou na década de 1890, na cidade de Nova York, quando William Coley usou uma bactéria que causa uma infecção de pele desagradável para tratar um paciente com câncer inoperável. O paciente, um homem chamado Zola, tinha vários tumores avançados, incluindo um na garganta que o impedia de comer. Logo após o tratamento de Coley, os tumores encolheram e Zola voltou à vida normal. Hoje, os especialistas em ética médica classificariam esse experimento como totalmente inescrupuloso, mas o julgamento de Coley provou ser bem-sucedido e se tornou um dos primeiros exemplos conhecidos de imunoterapia. Mais tarde, ele injetou mais de mil pacientes com câncer com bactérias ou subprodutos bacterianos, eventualmente chamados de Toxinas de Coley.

Naquela época, os cientistas consideravam o sistema imunológico um conjunto passivo de funções que tinham pouco a ver com o tratamento de doenças. Coley foi duramente criticado por causa de suas teorias, mas seus princípios estavam corretos. As capacidades do seu sistema imunológico vão muito além da prevenção de infecções. Ele tem muitos poderes inexplorados. A imunoterapia direciona as defesas naturais do seu corpo para combater doenças que a superaram. Por exemplo, se o seu corpo está correndo para combater uma nova bactéria, esse exército de células imunes pode galvanizar para combater um tumor.

Na época das Toxinas de Coley, a quimioterapia e a radiação acabavam de ser desenvolvidas, e os médicos logo se esqueceram das teorias e do trabalho de Coley. Mas, ainda assim, ele serve como um modelo para o médico perfeito. Com base nas teorias existentes, Coley pensou além dos limites do senso comum existente, tratou pacientes e analisou apenas o que observou. Suas ideias não convencionais promoveram a aparição de muitas das descobertas que temos hoje — graças, em grande parte, a outros cientistas visionários, que analisaram mais profundamente como o sistema imunológico pode afetar outras áreas da sua saúde.

Quase um século após o trabalho de Coley, o campo moderno da imunoterapia surgiu. Diversos médicos, inclusive eu, muitas vezes entram em áreas específicas da medicina por causa das perdas em suas próprias famílias. James Allison, o pai da imunoterapia contemporânea, viu sua mãe morrer de linfoma e seu irmão de câncer de próstata. Essas lutas inspiraram Allison a prosseguir o trabalho de sua vida. Em 1981, ele sugeriu que o sistema imunológico tinha habilidades de combate ao câncer. Naqueles dias, a comunidade científica duvidava até mesmo da possibilidade de tratar e curar doenças ao hackear o sistema imunológico. Depois de muitos anos de pesquisa, no entanto, e com a ajuda de muitos pós-docs, estagiários, enfermeiros de pesquisa e pacientes, ele inventou um bloqueio de *checkpoint* imunológico. Sua pesquisa revelou que uma molécula no corpo agia como o pedal do acelerador para a resposta imune, enquanto outra funcionava como os freios. Allison descobriu como anular os freios, dando ao sistema imunológico uma chance de lutar pela destruição do câncer.

A partir do trabalho de Allison, a Bristol Myers Squibb desenvolveu o Ipilimumab, sob a marca Yervoy. O primeiro medicamento de bloqueio de *checkpoint* imunológico no mercado, Yervoy estendeu a taxa de sobrevivência de pacientes com melanoma metastático por vários meses a anos, com 20% dos pacientes vivendo mais uma década ou mais. Na época, mais de 50 mil pessoas morriam de melanoma a cada ano, de acordo com a OMS. Outros medicamentos de bloqueio de *checkpoint* imunológico se seguiram, e os oncologistas os usam para combater cânceres de bexiga, rim, pulmão, pescoço, pele e outros tipos.

Tasuku Honjo, médico e pesquisador de imunoterapia, também fez contribuições importantes para o campo. Na década de 1990, ainda antes do surgimento da imunoterapia convencional, o trabalho do Dr. Honjo identificou uma proteína que desempenha um papel crítico nas doenças autoimunes. Em testes, a inibição dessa proteína permitiu que as células T atacassem e matassem as células cancerígenas. Suas descobertas se alinharam com a pesquisa de Allison e, em 2018, Allison e Honjo receberam conjuntamente o Prêmio Nobel de Medicina "pela descoberta da terapia contra o câncer pela inibição da regulação imunológica negativa". O trabalho deles revolucionou o tratamento do câncer, salvou inúmeras vidas e mudou nossa compreensão fundamental do sistema imunológico.

Na mesma época, Allison se juntou a outro pesquisador, Jeffrey Bluestone, para estudar as células T e seu papel na autoimunidade. Em algumas doenças autoimunes, o sistema imunológico ultrapassa sua marca. Bluestone e Allison identificaram um *checkpoint* que regula negativamente as respostas imunes. O trabalho de Bluestone e Allison ajudou a descobrir uma interação secreta que as células cancerosas usam para fugir do sistema imunológico. Esse segredo, quando revelado, trouxe a imunoterapia como a conhecemos à existência. As estimativas colocam o valor de mercado do campo em mais de US$100 bilhões hoje.

Assim como no seu sistema imunológico, o campo tem dois ramos principais: terapias de ativação, que aumentam ou estimulam suas defesas naturais, e terapias supressivas, que as dessensibilizam ou subjugam.

Imunoterapias de ativação

Essas terapias podem se enquadrar em duas categorias: inespecíficas, o que significa que geram uma resposta imune geral, e específicas, que geram respostas direcionadas a antígenos específicos. Diferentes formas de imunoterapias de ativação incluem transferência de células adotivas, inibidores de *checkpoint* (que Allison usou), anticorpos direcionados, vírus infectantes de tumores e vacinas.

A transferência adotiva de células usa as próprias células T do paciente, modifica e expande-as no laboratório e, em seguida, as reinfunde no corpo do paciente. Estudos clínicos têm mostrado regressão tumoral notável em pacientes com melanomas metastáticos que se submetem a esse tratamento.

Os anticorpos direcionados, também chamados de anticorpos monoclonais, ajudam a proteger contra bactérias e vírus e podem interromper as células cancerígenas, alertando o sistema imunológico para eliminá-las. Demorou décadas para o primeiro anticorpo monoclonal para uso em seres humanos chegar ao mercado. Nos últimos anos, medicamentos adicionais receberam aprovação para o tratamento de várias doenças, e pesquisadores clínicos estão desenvolvendo mais centenas.

A imunoterapia da infecção viral colocou a leucemia de alguns pacientes em remissão. Na década de 1960, os pesquisadores usaram vírus como dengue, Epstein-Barr e hepatite para tratar alguns tipos de câncer, mas os resultados mal documentados variaram. Esses vírus nem sempre funcionaram, mas os adenovírus — que podem causar bronquite, conjuntivite, garupa e pneumonia — mostraram resultados mais promissores. Em um estudo na época, os médicos trataram trinta mulheres que tinham câncer de ovário avançado com um adenovírus. Dentro de duas semanas, dois terços deles mostraram redução do tumor.[77] Hoje, as empresas de biotecnologia estão usando vírus para prevenir e tratar doenças associadas ao câncer e até mesmo a outros vírus.

As vacinas ajudaram a moldar nossa imunidade adaptativa desde 1796, quando Edward Jenner desenvolveu a primeira, para a varíola, na Grã-Bretanha. Desde então, as vacinas salvaram centenas de milhões de vidas em todo o mundo. Como aprendemos em 2020, o desenvolvimento e o teste de vacinas de mRNA para SARS-CoV-2 exigiram esforços monumentais de cientistas, fabricantes de medicamentos e agências governamentais. Felizmente eles conseguiram. Ao eliminar várias etapas do processo existente, as vacinas genômicas prometem tempos de fabricação ainda mais rápidos, e vários ensaios clínicos estão testando-as agora. As empresas de biotecnologia também estão trabalhando para desenvolver uma única vacina capaz de tratar várias doenças de uma só vez, codificando sequências de múltiplas proteínas e modificando-as para lidar com mutações e variantes.

Imunoterapias de supressão

Suprimir o sistema imunológico pode parecer uma má ideia no início, mas tem muitos benefícios práticos e úteis. Os dois maiores: transplantes e alergias com risco de vida. Suas células imunológicas constantemente patrulham seu corpo, procurando substâncias estranhas para atacar e neutralizar. Pessoas com transplantes de tecidos ou órgãos precisam de drogas imunossupressoras para treinar seu sistema imunológico a não lutar e danificar esses novos tecidos. Sem esses medicamentos, seu corpo pode rejeitar transplantes que salvam vidas. Além de tratar alergias graves, acalmar seu corpo de reagir exageradamente a uma substância inofensiva, a imunoterapia supressiva também pode tratar condições graves de autoimunidade, como doença de Crohn, lúpus, esclerose múltipla, artrite reumatoide e colite ulcerativa.

Anos atrás, os médicos costumavam tratar a psoríase com um xampu horrível de alcatrão de carvão, mas coisas boas podem acontecer quando os fabricantes de medicamentos apostam em pesquisas ousadas. Seu sistema imunológico produz naturalmente uma proteína chamada fator de necrose tumoral (TNF). Algumas pessoas a produzem em grande quantidade, o que causa inflamação. Em ensaios clínicos, os pesquisadores observaram a eficácia do medicamento adalimumabe no combate à psoríase e a outras condições autoimunes, impedindo o TNF de atacar células saudáveis, reduzindo assim a inflamação. Vendido sob a marca HUMIRA — para "anticorpo monoclonal humano na artrite reumatoide" —, o adalimumabe gerou quase US$20 bilhões em receita apenas em 2020.

Vencer o câncer

Eu vi o poder da imunoterapia em primeira mão com um amigo, a quem chamaremos de David. Ele e sua esposa, Cheryl (que também não é seu nome verdadeiro), compartilhavam uma magia incomum. Eles tinham uma conexão que os espiritualistas chamam de almas gêmeas e os românticos chamam de amor. Nascidos e criados em uma pequena cidade no Texas, eles se conheceram no ensino médio e se casaram no dia da formatura. David trabalhou em vendas por quase duas décadas, e sua missão número um na vida era fazer Cheryl feliz.

Em uma segunda-feira de manhã, enquanto David levava as filhas à escola, ele sentiu uma dor aguda na parte inferior das costas. Ele culpou o carro velho que dirigia, mas a dor piorou ao longo das próximas semanas. Cheryl temia que ele estivesse tomando muito ibuprofeno (um AINE) para lidar com a dor e queria que ele fosse ao médico. Ele achava que, por motivos financeiros, não poderia se permitir ficar sem trabalhar por algum tempo. Ele só queria que a dor parasse. Mais tarde naquele ano, depois do jantar de Ação de Graças, ele sentiu uma dor tão intensa que não conseguia sair do sofá. Cheryl levou-o para o hospital.

Depois de uma semana de exames de sangue, de imagem e biópsias, os médicos o diagnosticaram com câncer de próstata. Antígenos específicos da próstata (PSAs) liquefazem o sêmen e permitem que o esperma nade livremente. Os médicos medem esse marcador para avaliar a presença de câncer de próstata. Altos níveis de PSA geralmente indicam casos mais agressivos. Os níveis de David eram dez vezes maiores do que a média, e a doença se espalhou para os ossos.

A partir desse dia, a vida de David, Cheryl e sua família mudou para sempre. A notícia foi devastadora, mas o oncologista lhes ofereceu um vislumbre de esperança. Ele lhes assegurou que a cirurgia, a radioterapia e a quimioterapia poderiam ajudar David a lidar com a doença. Se tudo corresse bem, ele poderia experienciar uma vida saudável.

David trabalhava para uma grande empresa de tecnologia e tinha uma vantagem que muitos norte-americanos não têm. Ele tinha um plano de saúde bom e confiável. Seu plano cobria a maioria dos procedimentos, e os médicos disseram que ele poderia continuar trabalhando durante o tratamento.

Dois meses após a cirurgia, no entanto, eles receberam más notícias. O tumor se espalhava com velocidade e eles precisavam agir rapidamente. Depois de analisar o relatório de patologia, o oncologista de David — uma estrela em ascensão de Nova York, recrutado para Houston — transferiu-o para um centro de câncer de nível mundial. David agora tinha uma equipe premiada trabalhando no seu caso, mas o tratamento hormonal falhou, a quimioterapia não impediu o crescimento do câncer e os efeitos colaterais turvaram sua mente. Depois de dois anos, ele tinha perdido 15 quilos, parecia irreconhecível para si mesmo, sentia-se exausto e estava tendo pesadelos. Quando o câncer se espalha, ele pode pressionar as células nervosas, causando extremo desconforto. Em um ponto, a dor se tornou tão intensa que David pediu sedativo. O pior de tudo: ele ficou sem opções de tratamento.

Dar más notícias aos pacientes é uma das tarefas mais difíceis que os médicos enfrentam. Os oncologistas fazem diagnósticos sombrios todos os dias, mas treinamento ou preparação formal não facilita essa tarefa de esmagar a alma. A equipe aconselhou David a colocar seus assuntos em ordem e passar o tempo restante com os entes queridos. A família entrou em desespero. Eles não tinham nada a fazer agora a não ser esperar pela morte.

Então, quando estava a caminho de uma casa de repouso, David recebeu um telefonema. "Há um ensaio clínico em humanos que será aberto na próxima semana para o qual você pode se qualificar", disse o oncologista. "Não há garantias, mas achamos que você deve ingressar e tentar."

Antes mesmo de a chamada terminar, sua esposa deu meia volta com o carro. Ela não ia desistir. "É isso", disse ela. "Vamos voltar."

De volta ao centro de câncer, o oncologista contou-lhes sobre um ensaio de Fase 1, estudando a combinação estratégica de dois medicamentos de imunoterapia. Ele invadiria o sistema imunológico de David e capacitaria suas células imunes para atingir as células cancerosas.

Antes da imunoterapia, vários tratamentos contra o câncer eliminavam tumores através de cirurgia, envenenava-os com quimioterapia ou os queimavam com radioterapia. A imunoterapia não ataca tumores diretamente, no entanto. No caso de David, ele removeu os freios de emergência de suas próprias defesas, permitindo que seu sistema imunológico funcionasse. Três semanas após a primeira infusão, o tumor de David encolheu, seus níveis de dor diminuíram em 70% e ele sorriu pela primeira vez em meses. Um ano depois, os médicos o declararam livre do câncer, e ele permaneceu em remissão desde então. Todos os meses, Cheryl ainda envia uma torta de limão para o homem que lhes contou sobre o ensaio clínico. Ela acredita que a sua família tenha recebido um milagre. Para mim, o milagre é que a nossa compreensão do sistema imunológico curou o câncer de David. Talvez ambos estejamos certos.

Modificações genéticas

Às vezes, uma mutação genética presente no nascimento impede que o corpo de uma pessoa produza uma proteína necessária para parar o sangramento. A hemofilia B, uma doença relativamente rara, ocorre em aproximadamente 1 em 25 mil nascimentos masculinos, causando um distúrbio sanguíneo que resulta em hematomas e sangramentos fáceis que podem levar a hemorragias e até a morte. Pessoas com essa condição frequentemente lutam com ansiedade e medo ao longo da vida, porque qualquer acidente, não importa quão pequeno, pode ser fatal.

A terapia genética recente ajudou funcionalmente a curar essa condição — mas não da maneira que você poderia pensar. Os cientistas modificaram geneticamente um vírus para transportar os modelos com o objetivo de fazer a proteína ausente para o fígado. Após apenas uma infusão, de acordo com a pesquisa publicada no *New England Journal of Medicine*, os fígados de nove dos dez pacientes no ensaio clínico começaram a produzir quantidades normais da proteína, e os pacientes não precisavam mais de injeções regulares do fator de coagulação que lhes faltava. Muitas perguntas permanecem, é claro. Quanto custarão as terapias genéticas como essa? Como os pacientes terão acesso a elas? As taxas de eficácia se manterão ao longo do tempo? Mas os resultados oferecem motivo para otimismo.[78]

Prevenção do HIV

De acordo com a OMS, o câncer foi responsável por quase 10 milhões de mortes em 2020, tornando-se uma das principais causas de morte em todo o mundo. A compreensão científica da conexão entre o crescimento do tumor e o sistema imunológico começou na década de 1980, durante a epidemia de AIDS. O HIV devastou o sistema imunológico adaptativo dos pacientes — resultando em mortes por tumores raros, como o sarcoma de Kaposi —, mas o sistema imunológico inato dos pacientes ainda os protegia de cânceres mais comuns. Os médicos queriam entender como hackear o sistema imunológico de pessoas que sofrem com o HIV-AIDS para tornar esses sistemas mais eficazes.

A prevalência global de infecções por HIV aumentou de forma constante ao longo dos anos, de 8,5 milhões em 1990 para 35 milhões em 2013, mesmo quando a terapia antirretroviral altamente eficaz resultou em um declínio dramático nas taxas de mortalidade. Como vimos no capítulo sobre viver com vírus, a melhor cura é a prevenção. A PrEP (profilaxia pré- -exposição) consiste em uma pílula diária de medicamentos antivirais que destroem o vírus no corpo antes que ele possa infectar células T e macrófagos. Ensaios clínicos mostraram que Truvada e Descovy, duas das marcas de nome no mercado, são seguros, com poucos efeitos colaterais, e reduzem o risco de aquisição sexual em até 99% se tomados com alta adesão. Em um mundo ideal, todos os que o querem teriam acesso à PrEP, assim como o controle de natalidade.

Não para todos

Em pessoas saudáveis, o sistema imunológico se comporta de forma previsível, obtendo células anormais enquanto ignora as saudáveis. No entanto, nem todos os pacientes respondem aos medicamentos de imunoterapia, e os imunologistas e imunoterapeutas ainda lutam para entender o porquê. Em isolamento e em um laboratório, as células e os sistemas operam praticamente da mesma maneira, mas a forma como interagem com outras células varia ligeiramente — ou significativamente — em cada pessoa. Além disso, algumas pessoas sofrem grandes efeitos colaterais de um sistema imunológico hiperativado, portanto, manter o equilíbrio entre a eficácia de uma terapia e limitar esses efeitos colaterais representa um desafio significativo.

Com a imunoterapia, apenas cerca de 15% a 20% dos pacientes alcançam resultados duradouros. Das 5 mil pessoas por dia que recebem um diagnóstico de câncer nos Estados Unidos, apenas 40% serão elegíveis para a imunoterapia com inibidores de *checkpoint*. Em média, no entanto, menos de 15% verão benefícios clínicos. Alguns estudos mostram, paradoxalmente, que, às vezes, a resposta de uma pessoa ao tratamento imunológico pode *fazer* com que os tumores cresçam e se espalhem. A revista *Clinical Cancer Research* descobriu que, em 8 dos 155 pacientes em tratamento de imunoterapia, os tumores pioraram.[79]

Em muitos casos, os tumores também se tornam resistentes a drogas imunoterápicas ou combinações de drogas, e é por isso que os médicos costumam usar imunoterapia em combinação com quimioterapia, radiação, cirurgia e outros tratamentos. Quando a metástase ocorre, o ambiente celular muda drasticamente de onde o câncer primário se desenvolveu, criando essencialmente dois problemas de câncer para resolver simultaneamente. Essas variáveis e interatividades podem causar mau funcionamento das células T de várias maneiras desconhecidas. Certos tipos de câncer, incluindo o de próstata, revelam-se incrivelmente resistentes à imunoterapia. Então, David realmente foi um dos sortudos.

É extremamente gratificante ver o tratamento dar esperança aos pacientes que combatem o câncer, a psoríase, a artrite reumatoide ou o coronavírus da SARS. Encontrar preditores confiáveis da resposta do paciente continua sendo o maior desafio que os pesquisadores enfrentam. Os médicos ainda não têm boas ferramentas para determinar quais pacientes se beneficiarão dos ensaios clínicos, e o perfil do paciente para esses tratamentos fez um progresso lento. Nos Estados Unidos, apenas cerca de 8% dos pacientes com câncer se beneficiam com esses novos tratamentos. Voluntários se inscrevem em milhares de ensaios clínicos em todo o mundo, ajudando os cientistas a encontrar respostas para os mistérios da medicina moderna, mas precisamos de mais. Terapias experimentais se tornam curas somente depois que os voluntários se inscrevem para o teste, mas agora há mais medicamentos disponíveis para serem testados do que voluntários.

FARMACOGENOMIA

Este campo de pesquisa estuda como seus genes afetam a forma como você responde aos medicamentos. Por exemplo, 10% da população caucasiana tem uma variação genética que dificulta que seus corpos metabolizem as tiopurinas, drogas que tratam a leucemia linfoblástica aguda. Os ensaios clínicos já estão fazendo uso da farmacogenomia, que está a caminho de se tornar a norma. As empresas farmacêuticas estão desenvolvendo novos medicamentos baseados em farmacogenomia e determinando como personalizar medicamentos mais antigos. (Os avanços na farmacogenética podem se mover mais lentamente porque os medicamentos levam mais tempo para garantir a aprovação do que os testes moleculares e de diagnóstico.)

O que os raios-X foram para o século passado, a genotipagem será para o nosso século. Os testes genéticos melhorarão as previsões sobre pré-disposições para doenças, tempo de início, escopo e até gravidade, bem como quais tratamentos ou medicamentos provavelmente seriam eficazes ou prejudiciais. Mas a genotipagem nem sempre se correlaciona com a forma como você responde a um medicamento, o que é outra razão pela qual a persona é tão importante, levando em consideração seu estilo de vida, ambiente, comunidade e cultura para projetar o tratamento ideal para você.

INTELIGÊNCIA ARTIFICIAL NA MEDICINA

Você quer viver mais de 100 anos com boa saúde e sem dor? Personomia, imunoterapia e inteligência artificial (IA) estão ajudando isso a acontecer. Há duas décadas, o campo coletivo da medicina parecia muito diferente — considere todos os avanços apenas em genética, células-tronco, tecnologia e processamento de dados — e em uma década ou duas a partir de agora, os médicos interagirão com os pacientes de maneiras diferentes.

A telemedicina existia em sua infância antes da pandemia do coronavírus, mas as consultas sem contato, as verificações de temperatura e as consultas virtuais se tornaram comuns nos últimos anos. A saúde conectada, o modelo tecnológico de prestação de cuidados de saúde, reúne tecnologias de saúde sem fio, digitais, eletrônicas e móveis. Como um subconjunto da personomia, seu objetivo não é se tornar menos personalizado, e sim mais. Os dispositivos, os serviços e as intervenções atendem diretamente às suas necessidades. Os dados relacionados à saúde cruzam perfeitamente plataformas e especialidades para que você receba cuidados mais proativos e eficientes. Estas são apenas algumas das tecnologias inovadoras que continuarão a evoluir, melhorar e desempenhar papéis maiores em laboratórios clínicos em todo o mundo:

- Contas de nuvem seguras para armazenar resultados de testes, DNA de linha de base e perfis genéticos.
- Iniciativas de análise genômica em larga escala para informar decisões de terapia.
- Tecnologia CRISPR para fins diagnósticos e terapêuticos.
- Monitoramento digital do leito com alertas do provedor para pacientes com riscos de queda ou suscetibilidade a escaras.

Armazenar, compartilhar e usar todas essas informações adequadamente será fundamental para permitir que você faça escolhas mais informadas e para personalizar os tratamentos médicos de forma eficaz.

TECNOLOGIAS DE INTERFACE NEURAL

Na década de 1960, a invenção do primeiro implante coclear para tratar a perda auditiva deu origem ao mundo das tecnologias de interface neural (NITs). A FDA aprovou a estimulação cerebral profunda em 1997 para o tratamento de tremores. Tratamentos experimentais mais recentes visam a restaurar a função corporal após paralisia ou cegueira.

Elon Musk lançou a Neuralink em 2016, com o objetivo de conectar cérebros humanos e IA por meio de "interfaces cérebro-máquina de largura de banda ultra-alta". Pager, um macaco de 9 anos de idade, jogou *MindPong* com a ajuda da tecnologia Neuralink. Uma interface implantada no cérebro de Pager permitiu-lhe controlar um joystick digital usando apenas a sua mente. O chip Neuralink registrou a atividade neural de Pager, alimentou os dados em um algoritmo decodificador e previu os movimentos da mão pretendidos de Pager em tempo real. O projeto pretende desenvolver essa tecnologia para permitir que pessoas com paralisia usem telefones ou computadores exclusivamente por meio da atividade cerebral.

A Kernel, de Bryan Johnson, está desenvolvendo outro NIT, um fone de ouvido óptico que registra a atividade cerebral em tempo real por meio de mudanças locais na oxigenação do sangue. Em 2018, pesquisadores da Universidade da Califórnia, Berkeley, inventaram "poeira" neural, monitores e estimuladores nervosos implantáveis sem fio de tamanho milimétrico. Os cientistas estão testando esses minúsculos sensores, apelidados de "eletrocêuticos", como um tratamento para distúrbios neurológicos, como epilepsia e paralisia. Nos últimos anos, houve um impulso em direção a NITs não invasivos e vestíveis, como o CTRL-kit usado no pulso. Apresentado em 2019, utiliza eletromiografia diferencial, traduzindo impulsos elétricos em ações, permitindo controlar máquinas com a mente.

Pode parecer coisa de ficção científica, mas telas sensíveis ao toque, geolocalizadores, fones de ouvido e outros dispositivos eletrônicos já conectam você a mundos virtuais. As NITs apenas levam essas conexões e possibilidades um passo adiante. Imagine se um implante cerebral pudesse impedi-lo de desenvolver a doença de Alzheimer ou mitigar seus terríveis sintomas. Isso ainda não é possível, mas pesquisadores e empresas de biotecnologia estão tentando alcançar esse objetivo. A medicina do futuro aproveitará as linhas já borradas entre a mente e a máquina com patches, chips e dispositivos que interagirão com seus sistemas nervosos central e periférico. Essas NITs, ainda não inventadas, transformarão os limites existentes da medicina e da realidade humana. Preocupações sobre acesso, ética, privacidade e regulamentação permanecem, no entanto.

No futuro, você saberá mais sobre a sua própria saúde do que pensava ser possível hoje. Os testes genéticos e o monitoramento epigenético já lhe dão uma imagem potencial do seu futuro. Com mais e melhores informações, você e seus médicos podem personalizar decisões e tratamentos para prevenir doenças, remediar e prolongar sua vida. Avanços futuros em genética, imunologia, IA e ciência de dados irão capacitá-lo com conhecimento, recursos, ferramentas e cuidados ideais. Quanto mais você souber sobre o que está acontecendo dentro do seu corpo, mais entenderá como as suas escolhas pessoais afetam a sua saúde e como ajustá-las para uma vida mais saudável e longa.

ENTRE EM AÇÃO

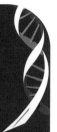

- Pergunte aos seus profissionais de saúde se eles sabem ou praticam medicina personômica.

- Reveja as escolhas de vida feitas no passado e que podem estar afetando a sua saúde. Pense objetivamente sobre os seus relacionamentos, seu trabalho e até mesmo onde você mora. O seu companheiro ou sua companheira faz de você uma pessoa mais forte? O seu chefe ou os seus clientes te inspiram ou te puxam para baixo? Você precisa se mudar? Se você pudesse começar de novo, o que faria diferente? O que preencheria seu coração? Mudar alguma dessas situações melhorará a sua saúde? Anote tudo e crie um plano de ação para uma mudança positiva na sua vida.

- Veja também a sua lista de amigos. Você trocaria de vida com eles? Eles te apoiam? Ou você só os tolera? Faça uma boa curadoria dessa lista.

- Pergunte ao seu médico sobre ser voluntário em ensaios clínicos.

- Pergunte aos seus profissionais de saúde quais iniciativas digitais ou de IA eles estão adotando e como elas podem melhorar sua saúde ou bem-estar.

TERCEIRA PARTE

O PROTOCOLO DE SOLUÇÃO DA IMUNIDADE

VISÃO GERAL DO PROGRAMA

Anos atrás, em um simpósio médico na Suíça, um oncologista em uma mesa redonda da qual eu estava participando disse que cuidar do corpo é como cuidar de um carro antigo. Sempre que o carro dele precisava de reparos, ele o levava a um mecânico especialista em uma oficina de confiança. Se o seu carro começasse a fazer ruídos incomuns e você não tivesse ideia do que os estava causando, provavelmente o levaria a um profissional. Você explicaria o que estava acontecendo e confiaria a uma pessoa ou equipe para identificar o problema e corrigi-lo. Você deve fazer o mesmo com o seu corpo. Se algo não está funcionando corretamente, você precisa de assistência médica especializada. Líderes bem-sucedidos sabem que delegar projetos e tarefas a especialistas leva a melhores resultados. Isso vale para cuidar do seu corpo. Não tente pesquisar no Google a solução para um problema de saúde. Mesmo os médicos vão a outros especialistas para resolver seus próprios problemas de saúde.

Permita-me usar uma metáfora relacionada. O hardware do seu corpo permite que sua vida aconteça por meio de componentes, os órgãos de seus sistemas cardiovascular, respiratório, imunológico e outros. O software do seu código genético executa tudo, e você é o usuário, o pensador que tenta navegar e interagir com o seu ambiente. Enquanto você está fazendo isso, direcionando conscientemente o seu corpo, seus sistemas e seu software trabalham em segundo plano para manter tudo funcionando da forma mais suave possível.

Mas muitas pessoas hoje, muitas vezes, ignoram as mensagens de erro que seus sistemas geram para avisar que algo está errado. Talvez você não saiba por que é que o seu intestino está fazendo aquele barulho estranho, ou talvez não se lembre da última vez que se sentiu bem. Deixamos nossa vida diária — horários de trabalho frenéticos, obrigações familiares, uma corrida geral para ir de A para B — se desviarem ou interferirem em nossa saúde. No futuro, a carga resultante pode ser física e financeira, porque os cuidados de saúde podem ser caros.

Este plano de ação passo a passo, que irá ajudá-lo a otimizar o seu sistema imunológico, melhorando a sua saúde geral, começa com o estabelecimento de conhecimentos básicos sobre o seu corpo e fornece um modelo de trabalho para rotinas diárias e semanais que manterão a sua saúde em boas condições. O programa dura apenas sete semanas, um mero pontinho em toda a sua vida, mas pode ter consequências poderosas. Ele fornece ferramentas para aumentar seus níveis de energia, evitar doenças, retardar o processo de envelhecimento e viver mais tempo. Você implementará as etapas gradualmente, uma de cada vez, em vez de fazer mudanças drásticas da noite para o dia, e cada semana subsequente se baseia na base e nos sucessos da anterior.

Na primeira semana, você conhecerá a si mesmo, recolherá dados de saúde e olhará para onde você está agora. Na segunda semana, você aprenderá sobre ferramentas de rastreamento para que, à medida que for desenvolvendo rotinas mais saudáveis, possa monitorar seu progresso. Na terceira semana, ao iniciar a Dieta da Solução de Imunidade, você explorará os hábitos alimentares certos para obter uma melhor imunidade. A quarta semana fornecerá técnicas práticas para dormir melhor a fim de que, na semana cinco, você possa mover seu corpo de forma mais eficaz. Você equilibrará essa atividade física com estratégias para acalmar a sua mente na semana seis. Na última semana, você preencherá todas as lacunas restantes em sua saúde com suplementos (vitaminas, minerais, adaptógenos) e, depois disso, um guia de manutenção o ajudará a reter os benefícios do programa por muito tempo no futuro.

Agora, vamos ao trabalho.

SEMANA 1.
CONHEÇA A SI MESMO

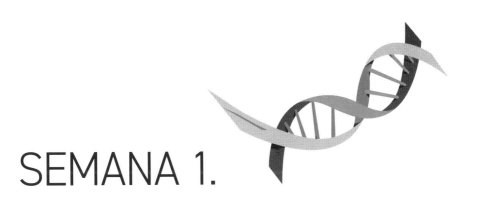

Tal como acontece com um carro, computador ou smartphone, você não pode saber o que consertar, a menos que saiba o que se passa nos bastidores. Talvez tenha pressão alta ou o estresse esteja sobrecarregando você. Talvez algumas das suas vitaminas ou outros níveis nutricionais estejam baixos ou, enquanto trabalhava em casa, você tenha "ingerido suas emoções" e ganhado peso indesejado. Talvez você esteja prestes a desenvolver diabetes e os tratamentos existentes não estejam mais funcionando.

Seja qual for a sua motivação para melhorar a sua saúde, o primeiro passo é conhecer a si mesmo. A semana 1 determina suas linhas de base, porque você precisa saber onde está para desenvolver um plano. Esta primeira semana o ajuda a reunir dados sobre si mesmo — quais testes você precisa e por quê — mas também responderá a algumas perguntas difíceis, como: Você gosta do seu chefe? Trabalhar para alguém que você odeia pode destruir sua saúde mental, e uma parte importante do Immunity Solution Protocol consiste em identificar o que não está funcionando, seja físico ou social. Muitos fatores genéticos e de estilo de vida desempenham um papel enorme em como você se sente. É por isso que é tão importante ter uma avaliação precisa do seu estado de saúde, olhando para toda a sua imagem. Eu forneço as perguntas, e você precisa respondê-las honestamente. Mentir só prejudica você mesmo. Lembre-se, a sua saúde está nas suas mãos. Se você leu até aqui, demonstrou interesse em mudar o curso da sua saúde, então mantenha o curso.

À medida que você se conhece melhor e analisa suas observações, está se preparando para a Semana 2, quando criará um livro de saúde pessoal para acompanhar seus índices. Esse livro se tornará uma ferramenta inestimável com muitos retratos de sua saúde — como um *flipbook* animado — e pode tornar as conversas com os profissionais de saúde muito mais eficazes. Os autoexames, os testes e as dicas neste programa não substituem um exame físico profissional no consultório do médico, mas podem ajudá-lo a entender quando algo pode exigir atenção médica. Você também pode realizar esses autoexames rápidos em casa, entre as consultas, mas lembre-se de que eles complementam em vez de substituir o atendimento profissional adequado. Se você tiver qualquer tipo de dificuldade ou deficiência que dificulte a realização de qualquer um dos seguintes autoexames, peça a ajuda de um membro da família ou amigo de confiança.

ANTES DE COMEÇAR: COMO VOCÊ ESTÁ?

Com quantos anos você se sente? Algumas pessoas passam a vida se sentindo mal, normalizando tal sensação, mas não o faça. Neste primeiro passo, faça a si mesmo as seguintes perguntas:

- Com quantos anos eu me sinto?
- Eu gosto da minha vida?
- Quando foi a última vez que me senti fantástico?
- Eu sinto alegria quando acordo todas as manhãs?
- Senti inchaço ou gases na última semana?
- Quando foi a última vez que fiquei doente?
- Quando foi a última vez que fui ao médico?
- O que o meu médico disse que eu tinha que fazer para melhorar a minha saúde?
- Estou seguindo esse direcionamento?
- A minha comunidade me abraça?

- Pelo que sou apaixonado?
- Parece que o meu corpo precisa de um "reset"?
- Posso melhorar alguma coisa hoje?
- Estou no caminho certo para uma vida longa?
- Quais são os meus objetivos de saúde?

Responder a essas perguntas pode desencadear uma série de emoções, então vá devagar e faça isso durante vários dias, se necessário. Não tenha medo de ser honesto, mas seja gentil consigo mesmo. A autocrítica pode ser tão importante quanto a autoaceitação, mas ser gentil consigo mesmo o ajudará no caminho da recuperação. Suas próprias circunstâncias, decisões e ações são inteiramente da sua conta e de mais ninguém. Faça da sua saúde uma zona livre de julgamentos, especialmente em seus próprios pensamentos.

Lembre-se, todos esses testes devem ser realizados regularmente para lhe dar informações sobre como está o seu corpo. Eles não devem substituir as consultas anuais com o seu médico de cuidados primários. Ao fazer esses exames em casa, certifique-se de acompanhar seus resultados para que você possa detectar quaisquer padrões positivos ou negativos — antes que estes últimos se tornem problemas.

DIA 1: COMO ESTÁ O SEU SORRISO?

Para a maioria de nós, a saúde precária vem rastejando enquanto não estamos prestando atenção. A pesquisa mostra que, quando você para de cuidar de si mesmo, você para de olhar no espelho. Talvez você esteja evitando o que não quer enfrentar. Seja qual for o motivo, é hora de dar uma olhada novamente, porque a sua vida vale a pena.

Um dia você é uma criança feliz correndo pela sua casa e, em um piscar de olhos, torna-se um adulto com uma lista de prescrições tão longas quanto o seu braço. Partes do corpo que nunca doeram passam a doer, os cortes levam o dobro do tempo para cicatrizar e o rosto no espelho não sorri mais de volta. Mesmo que você seja uma pessoa forte fisicamente, a vida às vezes pode derrubá-lo e fazer você se sentir exausto.

Expressões faciais felizes — riso, sorriso, risada — têm um impacto positivo, mas sorrimos menos à medida que envelhecemos. De acordo com estudos, os jovens sorriem quatrocentas vezes por dia, em média, em comparação com apenas vinte vezes por dia para o adulto médio.[80] Sorrir não só melhora o seu humor, mas também ajuda na liberação de neurotransmissores que têm vários benefícios para a saúde. O sorriso é contagiante. Ele ativa neurônios cerebrais que disparam um recurso de sincronização. Um sorriso pode fazer com que os outros ao seu redor sorriam também. Uma ampla gama de enfermidades começa na boca, mas primeiro veremos o seu sorriso, porque proteger isso irá ajudá-lo a proteger outras partes do seu corpo.

Passo 1: Sorria no espelho

De cáries a câncer bucal, a saúde bucal reflete com precisão um sistema imunológico saudável e saúde geral. Escove os dentes pelo menos duas vezes por dia, passe fio dental regularmente, visite o dentista a cada seis meses e verifique sua boca regularmente.

Passo 2: Verifique as gengivas e os dentes

A doença gengival geralmente começa como gengivite, uma inflamação das gengivas decorrente da acumulação de placa rica em bactérias entre os dentes, mas essa inflamação pode levar à periodontite, uma condição na qual a camada interna de gengivas e ossos se afasta dos dentes e forma bolsas. Esses pequenos espaços podem coletar ainda mais bactérias que o sistema imunológico tenta combater. Na periodontite avançada, o osso que segura os dentes no lugar se deteriora, e os dentes ficam soltos e muitas vezes caem. Essa infecção pode se espalhar por todo o corpo e afetar outros órgãos importantes. Você pode reverter a gengivite e a periodontite se as diagnosticar cedo.

Seu dentista faz um exame básico de saúde bucal cada vez que você o visita, mas você também pode fazê-lo. Abra bem a boca e passe um dedo limpo ao redor do interior, sentindo as gengivas e os dentes, bem como sob a língua. Verifique se há anormalidades. Nessa verificação da boca, você também está à procura de sinais de câncer. Se você notar quaisquer alterações na forma ou sensação de sua língua, boca, bochechas ou garganta, notifique o seu dentista e profissional de saúde imediatamente.

Entre as consultas odontológicas, você pode realizar um autoexame de saúde bucal mais completo em algumas etapas fáceis:

1. Lave as mãos com sabão e água.

2. Remova quaisquer aparelhos orais, como dispositivos ortodônticos, retentores ou dentaduras.

3. Ao longo dos lados e da frente do pescoço, verifique se há sensibilidade ou caroços.

4. Aplique a mesma técnica na parte externa da mandíbula.

5. De frente para um espelho, para o resto do exame, puxe o lábio superior para cima e examine a parte inferior do lábio e das gengivas em busca de feridas ou alterações de cor.

6. Repita o procedimento com o lábio inferior.

7. Com os dedos, afaste uma das bochechas e procure dentro da boca por mudanças de cor, como manchas vermelhas, brancas ou escuras.

8. Para sentir nódulos, coloque o dedo indicador no interior da bochecha e o polegar no exterior.

9. Repita na outra bochecha.

10. Com uma gaze limpa ou uma toalha de papel dobrada, segure sua língua, levante-a de um lado para o outro e procure inchaços ou mudanças de cor. Examine a parte superior, a traseira e as laterais.

11. Toque a língua no céu da boca. Olhe para a parte inferior e o chão da boca, verificando se há mudanças de cor.

12. Sinta qualquer inchaço incomum, protuberância ou sensibilidade com um dedo dentro da boca e um dedo do lado de fora correspondente ao mesmo lugar.

13. Repita este exame várias vezes por ano.

Informe seu dentista e médico imediatamente se notar qualquer uma das seguintes situações:

- Uma ferida na boca que sangra profusamente ou não cicatriza.
- Um caroço ou mancha espessa na bochecha que a língua pode sentir.
- Uma mancha branca ou vermelha nas gengivas, na língua ou em outra parte da boca.
- Dor de garganta persistente ou sensação de que algo está preso na garganta.

- Dificuldade em mastigar ou engolir alimentos.
- Dificuldade em mover a língua ou a mandíbula.
- Dormência na língua ou boca.
- Inchaço da mandíbula superior ou inferior que faz com que os aparelhos orais se encaixem incorretamente ou causem dor.
- Sensibilidade repentina nos dentes.
- Mau hálito que não desaparece.
- Dor na mandíbula ou trismo.
- Dentes rachados ou partidos.
- Mudanças repentinas na forma como os dentes se juntam na mordida.

DIA 2: COMO ESTÁ A SUA PELE?

Para o seu sistema imunológico, a sua pele é um dos seus órgãos mais importantes. A pele saudável não vem apenas da genética. Seus hábitos diários afetam o que você vê no espelho. A exposição regular à luz solar natural garante que você obtenha vitamina D adequada da maneira mais eficaz.

Passo 1: Dez a trinta minutos de sol

Menos de meia hora de exposição ao sol é completamente segura e necessária para ajudar as células da sua pele a sintetizarem essa luz em vitamina D. Tome de dez a trinta minutos de luz solar no início da manhã ou ao meio-dia todos os dias para manter sua pele saudável e aumentar seu bem-estar geral. Mesmo que o inverno tenha apenas um feixe de luz solar, persiga-o. Pessoas com pele mais escura podem precisar de mais luz solar para obter os níveis adequados de vitamina D.

Se você tiver acesso a mais exposição ao sol do que o necessário, como no quintal, fazendo caminhadas ou trilhas, ou na praia ou piscina, aplique um protetor solar à base de minerais para proteger sua pele dos raios UV nocivos. Ingredientes de filtro solar variam muito. Leia sempre os rótulos e se mantenha atualizado sobre os recalls da vigilância sanitária para garantir que o produto que você está usando não prejudique sua saúde. Seu protetor solar cria uma barreira entre você e os danos causados pelo DNA em longo prazo à sua pele, por isso vale a pena comprar um produto de qualidade que seja seguro para você, seu sistema imunológico e o meio ambiente. Escolha um sem produtos químicos causadores de câncer ou propulsores nele. Protetores solares para bebês ou crianças são uma boa aposta para toda a família. Se você nadar no oceano, procure marcas seguras para recifes e que não prejudiquem a vida marinha.

Passo 2: Olhe para a sua pele

De acordo com a pesquisa atual, um em cada cinco norte-americanos desenvolverá câncer de pele. Ele pode afetar qualquer pessoa, independentemente do tom da pele, mas é altamente tratável se detectado precocemente. Se puder, consulte um dermatologista ou especialista em pele a cada dois anos. Entre essas visitas, realize regularmente este autoexame da pele em casa, o que, se você ainda não o fez, irá ajudá-lo a se familiarizar com a aparência típica de quaisquer marcas de nascença, pintas, marcas na pele, manchas solares, verrugas e outras características e ajudá-lo a procurar câncer de pele, como melanoma.

ABCDE
(Os primeiros sinais de um melanoma)

Assimetria
Bordas
Cor
Diâmetro
Evolução

Diâmetro
(cerca de 6mm)

Bordas
(irregulares ou recortadas)

Assimetria

Evolução
(mudança de tamanho, forma, cor ou elevação)

Cor
(várias cores: marrom, preto, vermelho, branco, ou azul)

1. Depois de um banho, fique em uma sala com muita luz natural, em frente a um espelho de corpo inteiro e usando um espelho de mão.

2. Tire todas as roupas e joias.

3. Verifique todo o seu corpo da frente para trás.

4. Levante cada braço e examine os lados direito e esquerdo.

5. Olhe para a parte superior dos braços e palmas das mãos.

6. Dobre os cotovelos e verifique a parte inferior dos antebraços e parte superior dos braços.

7. Com o espelho de mão, examine as axilas.

8. Olhe para as pernas, a parte superior dos pés e os espaços entre os dedos dos pés.

9. Vire-se e verifique a parte de trás das pernas e dos calcanhares. Levante os pés e examine os espaços entre os dedos dos pés e as solas dos pés.

10. Com o espelho de mão, olhe para o pescoço e couro cabeludo, tanto na frente como atrás. Separe o seu cabelo em áreas onde você pode ter mais exposição ao sol.

11. Use um espelho de mão para verificar as costas e as nádegas.

12. Repita este exame várias vezes por ano.

Informe o seu especialista em pele imediatamente se notar qualquer uma das seguintes situações:

- Uma mudança no tamanho, na forma ou na cor de uma pinta.
- Uma pinta que parece diferente das suas outras pintas.
- Uma marca de nascença que mudou.
- Um novo local que dói, coça ou sangra.
- Uma mancha de pele nova, mais escura, vermelha ou escamosa.
- Um pedaço de pele que parece mais elevado.
- Uma mancha de pele que parece avermelhada, quente ou inflamada.
- Um caroço firme cor de carne.
- Uma ferida que não cicatriza.

Se você notar algo incomum, tire uma foto e envie-a ao seu médico. Pode ser inofensivo, como um angioma de cereja ou uma marca de pele, ou pode ser algo sério. Seu médico irá dizer se há motivo para preocupação, e ter a fotografia permitirá que você acompanhe quando a condição apareceu pela primeira vez e se ela muda no futuro.

DIA 3: COMO ESTÁ A SUA BARRIGA?

Ninguém gosta de falar sobre a gordura da barriga, mas essa conversa pode salvar sua vida. Não se trata de alcançar padrões de beleza arbitrários. É sobre a sua saúde. Você pode ter aceitado aumento no seu peso e depósitos de gordura como um produto do estresse crônico ou como um fato inevitável do envelhecimento. Mas à medida que a sua cintura cresce, também crescem os seus riscos à saúde. A gordura da barriga produz hormônios que aumentam os riscos à saúde de uma ampla gama de doenças. E isso não para na superfície. A gordura visceral, que envolve seus órgãos internos, contribui para a pochete que muitos de nós desenvolvemos. Em comparação com o tipo subcutâneo, a gordura visceral se correlaciona com problemas de saúde muito mais sérios, como imunidade prejudicada, doenças cardíacas, diabetes tipo 2 e pressão alta.

Para a maioria das pessoas, o controle de peso geralmente começa com o controle da cintura, então veremos onde você está.

Passo 1: Meça a sua cintura

Para realizar uma medição da gordura da barriga, siga estes passos:

1. Em pé em frente a um espelho de corpo inteiro, remova as roupas e quaisquer acessórios.

2. Na altura do umbigo, enrole uma fita métrica solta em torno da cintura. Certifique-se de que não está nem muito apertada, nem muito solta.

3. Expire normalmente, mas não encolha a barriga. Anote o número.

4. Repita este teste mensalmente.

As mulheres devem ter uma circunferência da cintura de 90cm ou menos. Para os homens, esse número é de 100cm ou menos. Sempre realize este autoexame nas mesmas condições, como pela manhã, depois de ir ao banheiro, mas antes do café da manhã. Se o seu número é maior do que a medida recomendada, fale com o seu médico sobre o que você pode fazer para controlar o seu peso.

Passo 2: Comprometa-se a melhorar os seus hábitos

Se a sua cintura ou saúde geral não está onde você quer que esteja, agora é a hora de implementar a mudança. Você está lendo este livro, então já se comprometeu a aprender mais sobre ser saudável. Este programa facilita a criação de hábitos que são bons para a sua saúde. Se algumas das etapas parecerem difíceis, volte às perguntas respondidas antes de iniciar o protocolo. Use essas respostas para se motivar e se comprometer a viver melhor e por mais tempo.

DIA 4: COMO ESTÁ O SEU CORAÇÃO?

A doença cardíaca é a principal causa de morte para homens e mulheres. Em média, os ataques cardíacos cortam quinze anos da vida das pessoas. De acordo com o CDC, até 89% dos eventos cardíacos repentinos ocorrem em homens.[81] As pessoas que tiveram um ataque cardíaco têm quatro a seis vezes mais chances de morrer repentinamente. A AHA recomenda verificar o seu pulso regularmente para monitorar a saúde do seu coração. Os *smartwatches* podem fazer isso automaticamente para você. As gerações recentes do Apple Watch também realizam um teste de oxigênio no sangue e podem executar um miniecocardiograma. Você pode configurar a maioria dos *smartwatches* para alertá-lo se a sua frequência cardíaca se desviar além de um número escolhido de batimentos por minuto (bpm).

Passo 1: Verifique o seu pulso

Veja como realizar um teste rápido de saúde cardíaca sem um dispositivo.

1. Encontre uma posição de descanso confortável, sentado ou deitado. Coloque os dois primeiros dedos de uma mão na base do

pulso, pouco antes do ponto em que ele encontra sua mão. Se você não conseguir detectar o pulso no pulso, experimente a veia jugular, que corre pelo lado do pescoço, logo abaixo da curva do lado direito da mandíbula.

2. Defina um temporizador ou cronômetro para sessenta segundos. Meça o seu pulso contando o número de batidas que você sente em sessenta segundos.

3. Repita este exame uma vez por mês.

Para verificar sua frequência cardíaca usando um *smartwatch*, abra o aplicativo de frequência cardíaca, que, se você o usar regularmente, pode fornecer sua frequência cardíaca média ao descansar, caminhar e treinar, dando-lhe uma compreensão ainda mais completa de suas medidas.

Em repouso, sua frequência cardíaca deve ficar entre 60bpm e 80bpm. Uma taxa de repouso superior a 80bpm pode indicar problemas cardiovasculares, caso em que você deve informar o seu médico imediatamente.

Passo 2: Verifique a sua pressão arterial

De acordo com a AHA, a pressão alta pode resultar em ataque cardíaco, insuficiência cardíaca, derrame, insuficiência renal e outras complicações de saúde. Muitas farmácias ou drogarias têm uma máquina de teste de pressão arterial, ou você pode comprar um monitor de pressão arterial. Para medir a sua pressão arterial de forma eficaz, siga estes passos:

1. Se você tomar medicação para pressão arterial, meça antes de tomar a sua medicação.

2. Evite cafeína, nicotina e outros estimulantes por pelo menos trinta minutos antes de medir sua pressão arterial. Espere pelo menos trinta minutos depois de comer.

3. Muito líquido no corpo pode pressionar seus órgãos e aumentar a pressão arterial, então esvazie a bexiga com antecedência.

4. Encontre um espaço tranquilo onde possa se sentar confortavelmente sem distrações.

5. Durante o teste, mantenha as pernas descruzadas e evite conversas e assistir à TV ou outras telas.

6. Coloque a braçadeira confortavelmente, mas não muito apertada.

7. Descanse confortavelmente por cinco minutos.

8. Pressione o botão no monitor e permaneça relaxado e imóvel.

9. Grave as suas medições quando terminar.

10. Com um minuto de intervalo entre cada uma, faça mais uma ou duas medições e faça a média dos números.

11. Repita este exame mensalmente.

Esse teste lhe dará dois números, sistólica (pressão máxima durante um batimento cardíaco) e diastólica (pressão mínima entre dois batimentos cardíacos). A AHA identificou as seguintes cinco faixas principais de pressão arterial:

< 120 / 80, normal

Mantenha os hábitos saudáveis que já possui para o coração, como seguir uma dieta equilibrada e fazer exercícios regulares.

120 – 129 / < 80, elevada

Pessoas com pressão arterial elevada provavelmente desenvolverão pressão alta, a menos que tomem medidas para controlar a situação.

130 – 139 / 80 – 89, hipertensão nível 1

Para essas faixas, um médico provavelmente prescreverá mudanças no estilo de vida e poderá considerar a medicação, dependendo dos fatores de risco para doenças cardiovasculares, como ataque cardíaco ou derrame.

> 140 - 90, hipertensão nível 2

Nesse intervalo, seu médico provavelmente prescreverá medicamentos e mudanças no estilo de vida.

> 180 - 120, crise hipertensiva

Estes números requerem atenção médica imediata. Para descartar um erro de medição, aguarde calmamente por cinco minutos e teste novamente. Se a leitura permanecer tão alta ou se você estiver sentindo dor no peito, falta de ar, dor nas costas, dormência ou fraqueza, ou alterações na visão ou na fala, chame imediatamente ajuda de emergência.

DIA 5: COMO ESTÃO AS SUAS PARTES ÍNTIMAS?

Mesmo se você for tímido ou reticente sobre o seu corpo, você precisa cuidar dele *inteiro*, incluindo as suas partes íntimas. Peça ao seu médico exames básicos para infecções e doenças sexualmente transmissíveis e fique atento aos seus órgãos genitais e peito.

Autoexame das mamas

Este exame pode ajudá-la a entender como deve ser a aparência dos seus seios, como senti-los. O câncer de mama é um dos poucos cânceres que você pode detectar precocemente e em casa. A técnica nem sempre oferece uma maneira confiável de detectá-lo — em comparação com uma mamografia, que, se você tiver certos fatores de risco, deve realizar anualmente —, mas muitas mulheres relatam que um caroço descoberto por conta própria foi o primeiro sinal de doença. Se descobrir um caroço, não entre em pânico. A maioria das alterações ou caroços descobertos durante um autoexame são benignos, mas algumas alterações podem indicar problemas mais graves.

Os níveis hormonais flutuam a cada mês durante o ciclo menstrual, o que causa alterações no tecido mamário. Quando a sua menstruação começa, o inchaço normal dos seus seios começa a diminuir. Se estiver menstruada, escolha um momento do seu ciclo em que seus seios estejam menos sensíveis. O melhor momento para realizar um autoexame para ter consciência da mama é geralmente a semana após o término da menstruação.

Antes de fazer o exame a seguir em casa, peça uma demonstração ao seu ginecologista, médico ou enfermeiro. Um autoexame de mama tem duas partes: uma verificação visual e uma manual. Ao fazer qualquer tipo de autoexame, use as almofadas dos dedos, não as pontas, para que você possa sentir mais tecido de forma mais eficaz. Fique à vontade. Não se apresse. Seja gentil.

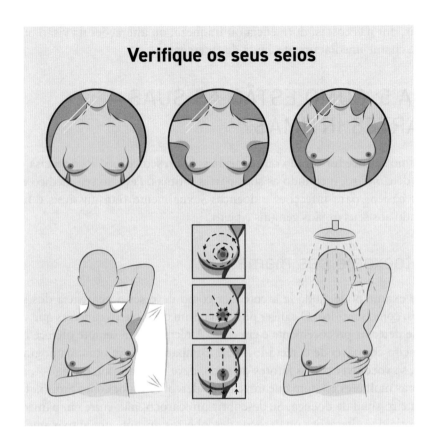

Verifique os seus seios

1. Fique na frente de um espelho sem usar um top ou sutiã.
2. Vire-se para a frente, com os braços ao lado. Verifique se há alterações na sua pele.
3. Examine qualquer enrugamento, ondulação ou alterações no tamanho, na forma ou na simetria.
4. Observe se os mamilos estão virados ou invertidos.
5. Pressione as mãos contra os quadris e olhe para os seios.
6. Levante os braços acima da cabeça, as palmas das mãos pressionadas juntas e verifique os seios novamente.
7. Levante um peito de cada vez para ver se as cristas ao longo da parte inferior parecem simétricas ou incomuns.

8. Para a parte manual do exame, deite-se sobre uma cama ou outra superfície plana. Quando você está deitado, o tecido mamário se espalha, tornando-o mais fino e fácil de sentir. Você também pode fazer um exame manual no chuveiro. Ensaboe os dedos e os seios para ajudar os dedos a deslizar mais suavemente sobre a pele.

9. Sinta qualquer caroço ou alteração.

10. Repita este exame uma vez por mês.

Muitas mulheres notam nódulos ou alterações nos seios, que ocorrem em vários momentos durante o ciclo menstrual. Os seios podem ter uma variedade de sensações, dependendo de qual parte você está sentindo. Por exemplo, uma crista firme normal percorre a parte inferior de cada mama. À medida que você envelhecer, seus seios vão mudar de aparência e sensação. Os homens podem desenvolver cânceres de mama análogos, de modo que o exame citado anteriormente pode ajudar a todos.

Informe imediatamente o seu médico se detectar alguma das seguintes situações:

- ◆ Caroços duros.
- ◆ Um nó perto das axilas.
- ◆ Mudanças na aparência ou na sensação dos seus seios.
- ◆ Espessamento ou inchaço.
- ◆ Covinhas, franzidos, protuberâncias ou cristas na pele.
- ◆ Inversão recente do mamilo (virando para dentro).
- ◆ Vermelhidão ou calor.
- ◆ Inchaço ou dor.
- ◆ Coccira da mama.
- ◆ Feridas ou erupções cutâneas.
- ◆ Secreção mamilar com sangue.

Um autoexame da mama suplementa, mas não substitui um exame clínico da mama ou uma mamografia.

Autoexame testicular

Este exame pode ajudá-lo a entender qual deve ser a aparência e a sensação dos seus testículos. Alterações podem indicar uma condição benigna comum, como infecção ou cisto, ou problemas mais graves. Ao fazer qualquer tipo de autoexame, use as almofadas dos dedos, não as pontas, para que você possa sentir mais tecido de forma mais eficaz. Fique à vontade. Não se apresse. Seja gentil.

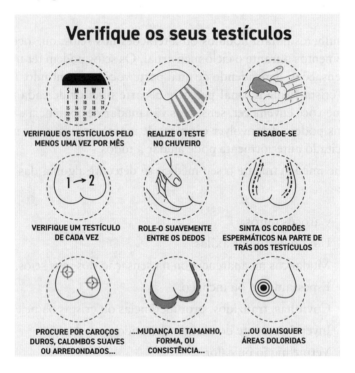

1. Tome um banho quente, que relaxa a bolsa escrotal, facilitando a verificação de qualquer coisa incomum.
2. Em pé na frente de um espelho, mantenha o pênis fora do caminho e examine a pele da bolsa escrotal.
3. Usando ambas as mãos, coloque os dedos indicador e médio sob um testículo e os polegares em cima. Olhe para cada testículo separadamente.

4. Entre os polegares e os dedos, role suavemente cada testículo, um de cada vez. Verifique se há anormalidades ou sinais de inchaço.

5. Examine se há nódulos duros, inchaços arredondados ou alterações de tamanho, forma ou consistência.

Nem todos os caroços ou inchaços são motivos de preocupação. Ao realizar este autoexame, você pode notar inchaços na pele da sua bolsa escrotal, que muitas vezes resultam de pelos encravados, erupções cutâneas ou outros problemas de pele. Você pode notar um cordão macio e viscoso, que é o epidídimo, uma parte normal da bolsa escrotal. Ele se estende para cima a partir da parte superior traseira de cada testículo.

Informe o seu médico ou urologista se notar alguma das seguintes situações:

- Nódulos.
- Dor.
- Mudanças desde o seu último autoexame.
- Inchaço.
- Fluido ao redor dos testículos.
- Vermelhidão ou calor incomum.

DIA 6: VOCÊ ESTÁ ESTRESSADO?

De acordo com o Instituto Nacional de Saúde Mental, o estresse é uma resposta natural e saudável. Em algum momento de nossa vida, como resultado de várias situações, todos experimentamos níveis significativos disso. Mas o estresse persistente e crônico pode prejudicar sua saúde e requer atenção médica. Sempre que se sentir sobrecarregado, apressado pelo tempo ou como se estivesse andando em cascas de ovos é ruim para você. Você merece ser feliz, e o fluxo quase constante de hormônios do estresse, especialmente o cortisol, pode envelhecer mais rapidamente e tornar seu corpo mais suscetível a doenças. Este questionário ajudará a determinar se você tem estresse excessivo em sua vida.

Passo 1: Determine o seu nível de estresse

PERGUNTA	RESPOSTA	
Você se sente exausto o tempo todo?	SIM	NÃO
Você tem dificuldade em dormir em mais de uma noite por semana?	SIM	NÃO
Você tem dificuldade em relaxar?	SIM	NÃO
Você se sente "atado" ao seu telefone?	SIM	NÃO
Você sente névoa cerebral em mais de um dia por semana?	SIM	NÃO
Você perdeu a cabeça na última semana?	SIM	NÃO
Você gritou ao telefone na última semana?	SIM	NÃO
Você gritou com outra pessoa na última semana?	SIM	NÃO
Você costuma sentir raiva no final do dia?	SIM	NÃO
Você costuma discutir sobre coisas insignificantes?	SIM	NÃO
Você sente que nunca tem tempo para si mesmo?	SIM	NÃO
Os outros dizem que você precisa de uma pausa?	SIM	NÃO
Você sente que nunca tem tempo de inatividade?	SIM	NÃO
Você só quer ser deixado em paz?	SIM	NÃO
Às vezes, você deseja poder desaparecer?	SIM	NÃO
NÚMERO TOTAL		

Cada um de nós tem experiências e dias ruins, e todos nós experimentamos alguns dos sintomas acima de tempos em tempos. Mas se você respondeu "sim" a duas ou mais dessas perguntas e se sente assim regularmente, está estressado! Isso não é bom para o seu sistema imunológico ou para a sua saúde geral. Você pode estar subestimando a sua capacidade de lidar com o estresse na sua vida diária. Na Semana 6, mergulharemos em estratégias de enfrentamento para acalmar a mente e o corpo.

DIA 7: COMO ESTÃO OS SEUS NÍVEIS DE ENERGIA?

Muitas pessoas sentem que estão ficando sem combustível. Mesmo que eles não se sintam esgotados, a exaustão pode se manifestar de várias maneiras. Mesmo que durmam o suficiente todas as noites, algumas pessoas se sentem cronicamente exaustas. Outros começam o dia com muita energia e vitalidade, mas rapidamente ficam sem vigor. Sentimentos persistentes de mal-estar ou apatia, juntamente com o sentimento frequente de fraqueza física, indiferença ou vulnerabilidade emocional, indicam um problema subjacente mais sério.

Falaremos sobre exercícios mais tarde no programa, mas não se trata de força ou velocidade. É sobre resistência, vários componentes fitness diferentes que se combinam em condicionamento físico. Quando os dias são longos ou contêm situações estressantes, a resistência pode significar a diferença entre sentir-se esgotado e ser capaz de se recuperar rapidamente e passar para a próxima coisa.

Passo 1: Verifique a sua resistência

Faça a si mesmo as seguintes perguntas:

- ◆ Você pode correr rapidamente por longas distâncias? Quão rápido e quão longe?
- ◆ Você pode levantar pesos mais pesados em um alto número de repetições? Quanto e quantas repetições?
- ◆ Você pode caminhar ou fazer trilhas por um período decente tempo? Quanto tempo?
- ◆ Você se sente fisicamente apto?
- ◆ Você poderia lidar bem com um trabalho de alta tensão e longas horas?
- ◆ Sua força mental se mantém ao longo do dia?

Muitos supercentenários que pesquisei para este livro permaneceram ativos física e mentalmente por muito tempo na velhice. Essa combinação de experienciar um estilo de vida saudável e permanecer ativo lhes dá resistência. Eles podem suportar o que aparecer em seu caminho e se recuperar quando sofrerem contratempos.

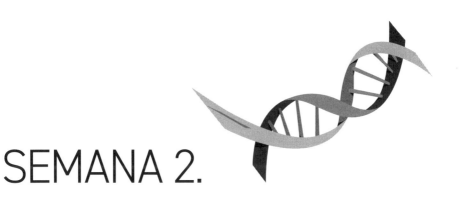

SEMANA 2.
MONITORE A SUA SAÚDE

O seu médico tem um prontuário para você que compila todos os dados disponíveis sobre a sua saúde. Décadas atrás, esses gráficos começaram a ser desenvolvidos no papel, mas os avanços na tecnologia os transformaram. Do papel aos megabytes, os registros digitais acrescentaram conveniência, mas também o potencial de violações de segurança. À medida que os registros médicos cruzam plataformas, eles permitem que médicos de diferentes especialidades e consultórios acessem suas informações conforme necessário. Hoje, é mais crucial do que nunca que nenhuma das suas informações esteja incompleta ou errada.

Entre as suas visitas ao médico, um diário de saúde pode preencher as possíveis lacunas. Você é o seu melhor advogado, por isso nunca dê todo o conhecimento ou controle da sua saúde para outra pessoa. Ver de relance quando você recebeu sua vacina contra a gripe mais recente, quando suas alergias sazonais aumentam, como seu ciclo menstrual flutua ou quando uma má noite de sono fez você se sentir destruído pode ajudá-lo a tomar melhores decisões sobre como viver. Essas informações também podem ajudá-lo a ter conversas mais eficazes com seus profissionais de saúde.

Em um mundo perfeito, você teria um grande gráfico do dia em que nasceu e poderia atualizá-lo cada vez que a sua saúde ou seus padrões de vida mudassem.

Essa tecnologia ainda não é possível, mas um diário de saúde pode fazer a mesma coisa. De acordo com um estudo recente, pacientes com insuficiência cardíaca que mantinham um diário de saúde tinham uma chance maior de sobrevivência.

A maioria das pessoas pensa no cérebro humano como um dispositivo de armazenamento, mas, na prática, ele é melhor em processar informações do que em armazená-las. Não confie na sua memória. Anote os dados. Isso libertará algumas das suas reservas mentais, reduzirá a preocupação e ajudará você a se lembrar das coisas importantes quando falar com seus profissionais de saúde. Seu diário de saúde também o coloca no banco do motorista. Ver seus sintomas por escrito em uma página pode ajudá-lo a compreendê-los melhor e lhe dar uma sensação de controle se algo der errado. Este diário lhe dará autonomia sobre o seu corpo e quaisquer planos de tratamento. Você também não precisa se preocupar em esquecer de mencionar algo quando falar com o seu médico. A consulta médica típica dura menos de quinze minutos, o que facilita sentir-se apressado ou esquecer alguma coisa.

Você pode criar um no papel ou digitalmente, fazendo anotações marcadas no calendário do seu telefone ou usando um aplicativo de saúde específico. Você pode usar o telefone para rastrear o que come, quantos passos dá por dia e que exercício faz, e também pode gravar tudo isso no papel. Eu prefiro um diário de saúde no papel porque esse formato facilita a folhear e ver padrões ou resultados. Nesta seção, você receberá conselhos testados na prática sobre o que deve acompanhar, quando deve rastrear e quais informações não valem o esforço.

DIAS 1 A 3: CRIE UM DIÁRIO DE SAÚDE

Este registo não tem de conter apenas informações médicas. É o seu livro, então adicione o que achar importante, desde como se sente em geral até os detalhes do estresse no trabalho. Mas lembre-se de que a sua saúde emocional e a mental se conectam à sua saúde física, portanto, preste atenção a tudo isso.

Pode ser tão simples ou tão complexo quanto você quiser, mas inclua o máximo de informações de saúde possível. Antes de começar, você pode querer contatar o consultório do seu médico para obter uma cópia dos seus prontuários. Esse é um ótimo momento para verificar se todos os seus profissionais de saúde têm as mesmas informações. Uma boa pergunta a ter sempre em mente: "O meu médico deveria saber sobre isso?" Se sim, anote. Recomece, adicione o máximo de informações possível, permaneça consistente e mantenha dados precisos. Se você comeu dez biscoitos depois do almoço, mas escreveu apenas dois, isso anula o propósito do livro. Identifique hábitos, alimentos, líquidos e produtos do dia a dia. Observe tudo o que você come, bebe, consome, toca e usa em um período de 24 horas. Repita o processo por mais quatro dias, excluindo o fim de semana. Por quê? Muitas vezes, nós nos comportamos de forma diferente nos fins de semana, e queremos aqui nos concentrar apenas nos hábitos diários.

Mas nem tudo vale a pena ser rastreado. Se você se sente bem, não precisa anotar quantas vezes vai ao banheiro em um dia. Se você tem diarreia regularmente, no entanto, o seu médico deve saber, e os detalhes podem ajudar. Você já sabe escovar os dentes e usar o fio dental diariamente, então, não há necessidade de se concentrar nessas métricas, a menos que você não seja bom em manter esses bons hábitos e precise estabelecer as bases. Em geral, não se preocupe com cada ponto de dados disponível em um aplicativo ou dispositivo de manutenção de saúde. Esse nível de análise pode fazer você se sentir ansioso, sobrecarregado ou desanimado, o que não é útil.

Em vez disso, concentre-se nos itens mais importantes. Isto aqui, no mínimo, é o que o seu diário de saúde deve conter.

Informações de emergência

Para quem seus familiares ou profissionais de saúde devem ligar se você tiver algum problema de saúde urgente? Quais são as suas informações de plano de saúde? Quais são os nomes e números dos seus médicos? Quais alergias você tem? Você tem alguma diretriz de vida avançada, como uma Ordem de Não Reanimar (ONR)? Escolheu um ente querido como seu representante de cuidados de saúde? Em caso de emergência, você precisa de alguém para cuidar do seu animal de estimação, avisar ao seu chefe ou senhorio, ou cuidar das suas plantas?

Histórico de saúde

Qual é o seu histórico de saúde familiar, tanto do lado materno quanto do paterno? Existem condições genéticas que o seu médico deva saber? Alguma coisa mudou com um parente próximo? Quando foi a sua última cirurgia? Quando foi o seu último exame físico? Como tudo correu? Houve um acompanhamento posterior? Você resolveu esse problema de saúde? Você desenvolveu algum sintoma novo?

Histórico de vacinação

Reúna todos os seus registros de vacinação e mantenha-os em um local seguro de que se lembre e, em seguida, anote na sua agenda de saúde quais as vacinas que tomou e quando. Se você não conseguir encontrar os seus registros vacinais, pergunte se o seu médico os tem em um arquivo e peça uma cópia. Pergunte também se você precisa de algum reforço, inclusive para várias cepas de hepatite. Considere as seguintes vacinas.

Todos os que podem devem receber uma vacina contra covid-19 e doses de reforço dentro dos prazos recomendados pelos fabricantes (Pfizer-BioNTech, Moderna, Johnson & Johnson, AstraZeneca). Você pode misturá-los e combiná-los para aumentar a cobertura. Todos podem tomar uma vacina anual contra a gripe, mas os adultos com mais de 50 anos devem fazê-lo. Como todos os vírus, o da gripe sofre mutação, então a vacina do ano passado pode não funcionar contra a cepa predominante deste ano. Você pode receber uma vacina contra a gripe e vacina contra covid-19 ou reforço ao mesmo tempo. Para pessoas com mais de 65 anos, uma vacina contra a gripe em altas doses, também chamada de vacina contra a gripe com adjuvante, contém quatro vezes os antígenos da vacina padrão e um ingrediente adicional que promove uma melhor resposta imune. Pessoas de meia-idade com enfermidades existentes, especialmente asma, diabetes, doença renal, cardíaca ou acidente vascular cerebral, doença pulmonar, distúrbios hepáticos, sistema imunológico enfraquecido, obesidade, distúrbios endócrinos ou metabólicos, são mais propensas a desenvolver complicações graves da gripe, por isso, se você se enquadra em qualquer uma dessas categorias, tome uma vacina contra a gripe todos os anos.

Se você tem 50 anos ou mais, tome uma vacina contra a pneumonia e uma contra herpes zóster para manter seu sistema imunológico atualizado. Para a maioria dos adultos, uma única dose da vacina contra pneumonia é suficiente. Aqueles com um implante coclear ou um vazamento de líquido cefalorraquidiano requerem duas doses com 8 semanas de intervalo. Qualquer pessoa com 65 anos ou mais ou que tenha uma condição médica crônica, como tabagismo, alcoolismo, doença pulmonar, doença hepática ou doença cardíaca, deve tomar a vacina contra pneumonia, que normalmente dura dez anos. Para evitar herpes zóster — uma erupção cutânea dolorosa e com bolhas que pode causar dor nos nervos por vários meses ou mais em um terço das pessoas — tome a vacina Shingrix, que consiste em duas doses separadas por dois a três meses.

Se você não foi vacinado nos últimos cinco anos contra tétano, difteria ou coqueluche, precisa de uma dose de reforço a cada dez anos ou após uma ferida por punção. Se não vacinado, o tétano, uma infecção bacteriana potencialmente fatal, não tem cura. A difteria afeta coração, rins, pulmões e sistema nervoso, particularmente em pessoas mais velhas. A coqueluche, também chamada de tosse convulsa, pode ser particularmente prejudicial para bebês e crianças pequenas. A vacina DTP (tetravalente) protege contra todos os três. Pessoas com 65 anos ou mais devem tomar a versão Boostrix.

Lista de medicação atual

Pesquisas mostram que, como diferentes profissionais de saúde não se comunicam adequadamente, os pacientes geralmente recebem prescrições em excesso ou misturam medicamentos contraindicados. Anote todos os medicamentos que você toma, juntamente com as dosagens e instruções atuais. Observe por que você os toma e se precisa tomá-los para sempre. Se algum deles tiver causado quaisquer reações adversas no passado, detalhe as circunstâncias. Efeitos colaterais e reações adversas são possíveis com qualquer medicação, então pergunte ao seu médico se todas as suas medicações são seguras para tomar umas com as outras *e* com os suplementos que você toma.

Lista de suplementos atual

Você tem acesso imediato a todos os tipos de vitaminas, minerais, soníferos, remédios fitoterápicos, CBD e, em alguns lugares, THC e outras plantas e drogas psicoativas. Tomados em conjunto ou separadamente, o que você consome afeta sua saúde e seu bem-estar de uma forma ou de outra. Um paciente com câncer uma vez me disse que tomava "algumas vitaminas" todos os dias. Quando pedi que me mostrasse, ele apresentou 23 frascos! Tal como acontece com os seus medicamentos, mantenha o controle de todos os suplementos que você toma, juntamente com dosagens e instruções. Observe por que você os toma e se pretende tomá-los para sempre. Informe o seu médico porque alguns suplementos podem interferir com a medicação, particularmente a erva de São João e o carvão ativado. Eles também podem causar efeitos colaterais, como foi o caso de um amigo que acabou por ter uma alergia aos auxiliares de sono comprados sem receita.

O que você come regularmente

Mantenha o controle sobre tipos, quantidades e calorias dos alimentos que você está comendo. Observe se você teve uma reação a um determinado alimento. Observe também o que você bebe, incluindo água, bebidas com cafeína, bebidas açucaradas ou álcool.

Além das razões de saúde que já discutimos, você deve informar seus profissionais de saúde sobre o que consome, porque alguns alimentos e líquidos podem causar interações entre alimentos e medicamentos. Outros alimentos podem impedir que certos medicamentos funcionem ou melhorem, piorem ou criem efeitos colaterais medicinais. As drogas podem mudar a forma como seu corpo usa alimentos também. Vegetais verdes e folhosos, ricos em vitamina K, podem diminuir o quão bem a aspirina dilui o sangue. O suco de toranja altera a forma como o corpo absorve medicamentos para baixar o colesterol, como Lipitor, e bloqueadores dos canais de cálcio. Os produtos lácteos diminuem a absorção de antibióticos.

Consumo de bebidas alcoólicas

Como você aprendeu no capítulo sobre o poder dos hábitos, beber pouco ou nenhum álcool é o caminho mais saudável a percorrer, porque pode ter um efeito profundo no corpo. Mas seja sempre honesto com o seu médico sobre quanto e com que frequência você bebe. Uma unidade equivale a 10ml ou 8g de álcool puro, que é aproximadamente o quanto existe em 235ml de cerveja, uma porção de 150ml de vinho ou 45ml de licor. Faça as contas e não minta. O seu médico está tentando te ajudar a ter uma vida boa e longa. Todos os seus prestadores de cuidados precisam de informações precisas para ajudá-lo. O álcool prolonga os efeitos da insulina injetável e das pílulas diabéticas orais, o que pode levar à baixa de açúcar no sangue. Nunca tome qualquer analgésico contendo paracetamol com ou após o álcool, porque a combinação tem uma chance maior de causar danos graves ao fígado. Evite também anti-histamínicos, como Benadryl, com álcool, porque eles aumentam a sonolência.

Condições ambientais

Liste tudo o que entra ou toca seu corpo, isso ajudará você e seu médico a identificarem possíveis toxinas ou gatilhos. Observe:

- Produtos de cuidados pessoais, como cotonetes, absorventes, bolas de algodão, ataduras.
- Itens de higiene, incluindo sabonetes, xampus, manteigas corporais, limpadores de nariz, itens de banho, perfumes, colônias.
- Produtos de cuidados com a pele, como de limpeza, hidratantes, protetores solares.
- Itens de higiene bucal, incluindo pasta de dentes, enxaguante bucal, fio dental.
- Medicamentos de venda livre, como analgésicos, antialérgicos, antiácidos, laxantes.
- Acessórios, incluindo brincos, pulseiras, óculos e relógios, porque alguns metais podem causar reações.

Como você está se sentindo?

Pode parecer uma pergunta simples, mas perceber a última vez que você se sentiu bem pode fornecer informações úteis. Às vezes, perguntas simples têm respostas complexas. Por exemplo, uma dor de estômago que dura um dia pode ter vindo de comer algo ruim. Uma dor de estômago por vários dias pode ser um sinal de algo mais sério. Ser preciso com o seu médico — "Eu comecei a ter esses sintomas há 6 dias" — ajuda a determinar se algo é sério.

Dias bons

Um coração grato bate melhor. Além de observar como você se sente fisicamente, também registre breves notas sobre a sua saúde mental. Fazer isso pode ajudá-lo a encontrar algo bom que aconteceu em um determinado período, mesmo que seja um momento aparentemente insignificante.

DIAS 4 A 6: MONITORE OS SEUS HÁBITOS

Depois de completar ou atualizar o seu diário de saúde, é hora de olhar mais de perto alguns dos seus hábitos diários. Responda a estas perguntas para identificar o que você pode precisar melhorar ou o que pode estar prejudicando a sua imunidade:

- Você bebe água da torneira em casa, no trabalho ou em outro lugar?
- Em uma escala de 0 a 5 (0 é horrível, 5 é incrível), quão bem você dormiu?
- Quantas vezes escovou os dentes?
- Você lavou roupa ou limpou a cozinha ou o banheiro?
- Você tocou em algum material industrial ou alguém que trabalhe com eles?
- Você fumou, vaporizou ou usou outros produtos de nicotina?
- Que atividade física fez hoje?
- Na mesma escala de 0 a 5, como você se sente?

Se você não soubesse a sua idade, quantos anos diria que tem? A resposta a essa pergunta diz muito sobre a sua idade. Como você se sente reflete o quão bem seus sistemas, seus órgãos e suas células estão funcionando. Monitorar as respostas a essas perguntas pode ajudá-lo a identificar os culpados que prejudicam a imunidade em sua comida, sua água ou seus itens domésticos. Mas fazer esse trabalho requer compromisso e uma autoconsciência ousada. Ninguém gosta de tomar notas o tempo todo, mas um retrato completo da sua saúde lhe dará informações inestimáveis, uma ferramenta poderosa e transformadora. O conhecimento permite que você aja e controle a sua saúde.

Com este exercício, você está à procura de chaves para melhorar os hábitos diários com o intuito de obter o máximo do seu sistema imunológico. Listá-los te ajuda a ver áreas de melhoria. Quando você acorda, escova os dentes imediatamente? Então isso já é um hábito. Diariamente, após o almoço, você fuma um cigarro? Esse é outro hábito. Você sempre come tudo no seu prato, mesmo que esteja cheio? Você assiste à TV todas as noites depois do jantar? Você bebe um copo de água antes de ir para a cama? Todos são hábitos. Identificá-los o ajuda a abandonar qualquer um que não sirva mais à sua saúde. Se manter este diário o ajudará a perceber que você come ou bebe os seus sentimentos, você ganhou a primeira batalha. Você pode fazer as mudanças necessárias porque agora já identifica o problema. Também pode usar os seus registros como um tipo de diário mais íntimo. Eles podem ajudá-lo a descobrir sentimentos e pensamentos internos e conectar os pontos entre a sua saúde e a sua vida. Use-o para anotar anseios, planos e metas. Registre vulnerabilidades, medos e outras emoções que afetam a sua saúde. Se quiser, pode dividir o livro em duas seções: uma parte privada, apenas para os seus olhos, e outra para os seus profissionais de saúde. Não retenha informações médicas importantes deles, mas você também não tem que lhes dizer absolutamente tudo o que acontece na sua cabeça. Trata-se de identificar e compartilhar as informações certas para que você possa construir a vida mais saudável possível.

Demora 21 dias para desenvolver um novo hábito. Faça hoje o Dia 1 com o seu diário de saúde.

DIA 7: VERIFIQUE OS SEUS HÁBITOS

Um dos erros mais comuns que as pessoas cometem em relação à sua saúde é subestimar a influência do que fazem todos os dias. Como você acorda, quando você come a sua primeira refeição, o horário em que você vai para a cama — tudo isso serve como o modelo para o seu sistema operacional interno. Seu cérebro quer fazer o que sabe fazer melhor *o tempo todo*, o que significa que ele o traz de volta às mesmas ações, tarefas ou pensamentos repetidas vezes — mesmo que sejam ruins para você. É por isso que muitos de nós ficamos presos em ciclos de maus hábitos e comportamentos ruins.

Pode ser difícil manter boas mudanças e hábitos em longo prazo. Por exemplo, os fumantes geralmente bebem café, outro estimulante, enquanto fumam. Eles, frequentemente, não conseguem parar de fumar porque seus cérebros encontram a cafeína e, em seguida, esperam que a nicotina chegue. Esse ciclo de ação-reação pode ativar os desejos e criar problemas. Após sete dias, reveja tudo o que escreveu no seu diário de saúde. Determine o que você quer parar, o que é importante e aquilo que não pode viver sem.

Identificar o que você faz, quando e por que o faz, é um passo crítico na sua jornada de saúde.

Considere este próximo exercício uma investigação objetiva da sua saúde. Coloque-se no lugar de um detetive particular à procura de pistas.

Passo 1: Identificar cada hábito

Responda às seguintes perguntas:

- ◆ A que horas você acorda?
- ◆ Você usa um despertador para acordar?
- ◆ Você verifica o seu telefone assim que acorda?
- ◆ Você verifica notícias, e-mail ou redes sociais assim que pega o seu telefone?
- ◆ Você já acordou pensando que precisa mudar a sua vida?
- ◆ Se você acordasse uma hora mais cedo do que o habitual, o que faria com esse tempo?
- ◆ Você medita ou se concentra em um momento de calma antes de começar o seu dia?
- ◆ Você come alimentos reais e integrais na maior parte do tempo?
- ◆ Quanto da sua comida precisa de refrigeração?
- ◆ Quanto da sua comida vem de pacotes?
- ◆ No último mês, você ganhou, manteve ou perdeu peso?
- ◆ Quando foi a última vez que comeu compulsivamente?
- ◆ Você come demais quando está estressado?
- ◆ Quando foi a última vez que jejuou?
- ◆ Qual é a sua parte favorita do seu dia e por quê?
- ◆ Você tem uma rotina definida para o dia? Para dormir?
- ◆ Você medita ou se concentra em um momento de calma antes de terminar o seu dia?
- ◆ Seus hábitos o levam a uma saúde melhor ou o afastam dela? Como?
- ◆ O que seria necessário para melhorar as suas rotinas diárias?

SEMANA 3.

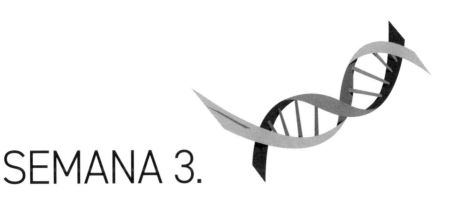

COMA MELHOR

Com orientações fáceis de seguir, você pode começar a comer mais saudável hoje e pelas próximas três semanas sem quebrar o banco. Com base em pesquisas validadas por décadas, esta seção lhe dará uma compreensão básica de como se alimentar visando a uma saúde melhor. Você descobrirá novos alimentos, novos hábitos e novas ideias sobre alimentação. Você também aprenderá como seus novos hábitos alimentares podem levar ao aumento da longevidade, começando com uma reinicialização de 21 dias com a Dieta da Solução de Imunidade e concluindo com um plano de manutenção. Durante esses 21 dias, você deve se abster de álcool, tabaco, exposição a metais pesados e alimentos ultraprocessados. Essa é a má notícia. A boa notícia é que o que você pode comer é delicioso, a dieta não tem restrições calóricas e você pode até perder um pouco de peso.

Eu vou avisá-lo: a Dieta da Solução de Imunidade funciona um pouco no lado da restrição. Você está eliminando alimentos que podem causar reações imunológicas. Mas não deixe que isso o detenha. Esta fase crítica fornecerá ao seu corpo uma oportunidade muito necessária para que os seus mecanismos de defesa possam tomar um fôlego e se redefinir. Este plano de eliminação exclui alimentos que os pesquisadores acreditam que comumente desencadeiam reações desfavoráveis, também chamadas de intolerâncias alimentares. A maioria de nós imagina reações alimentares como anafilaxia com amendoim. Mas seu corpo pode reagir aos alimentos de outras maneiras mais lentas que podem estar afetando seu sistema imunológico. A experiência clínica identificou uma dieta de exclusão como uma das técnicas mais eficazes para identificar esses gatilhos. Também é seguro, desde que você mantenha uma boa variedade de nutrientes.

Uma variedade de ingredientes e compostos em alimentos embalados — como aditivos, corantes artificiais, conservantes e aromatizantes — pode causar intolerâncias alimentares e reações imunológicas no corpo. Você eliminará alimentos específicos por um período de 21 dias, mas não os reintroduzirá ou desafiará seu corpo, como acontece com as dietas tradicionais de eliminação. Se a sua dieta atual é rica em açúcares, carboidratos e besteiras ultraprocessadas, você pode sentir sintomas de abstinência. Essa reação lhe dirá quais os alimentos que estão fazendo você se sentir cansado ou indisposto, bem como quais os alimentos que estão fazendo você envelhecer mais rápido.

O corpo humano digere, absorve e armazena produtos orgânicos e naturais com alta eficiência — mas apenas se as besteiras não estiverem atrapalhando ou desfazendo os benefícios dos bons alimentos que você está ingerindo. Mesmo que a dieta dure apenas 21 dias, ela tem o potencial de mudar a vida.

DIA 1: O QUE É PRECISO PARA COMER SAUDÁVEL

Os disruptores imunológicos se escondem em muitos alimentos e líquidos que você provavelmente consome agora, desde chumbo na água até conservantes nos seus chips favoritos. Esses disruptores podem danificar as células saudáveis enquanto evitam a detecção pelas células do sistema imunológico. De acordo com os Institutos Nacionais de Saúde, eles podem interferir nas interações hormonais, desestabilizar bactérias intestinais benéficas e, em alguns casos, induzir distúrbios que ameaçam a vida. É por isso que as pessoas com distúrbios imunológicos e doenças autoimunes acham essa dieta, que elimina completamente esses disruptores, extremamente benéfica.

Muitas pessoas relataram que, ao seguir este programa e adotar suas práticas saudáveis, perderam peso e se sentem mais saudáveis. A perda de peso não é o objetivo, mas pode ser um efeito colateral feliz. O objetivo da Dieta da Solução de Imunidade é melhorar seus mecanismos de defesa e evitar danos à saúde.

Passo 1: Evitar disruptores imunológicos

Muitos anos de trabalho na descoberta de medicamentos como imunologista e cientista de imunoterapia deixaram claro para mim que maus hábitos alimentares estão prejudicando o sistema imunológico das pessoas. Esta dieta ajudará as pessoas com distúrbios imunológicos específicos, mas também ajudará qualquer pessoa interessada em desenvolver melhores hábitos alimentares. Se você tem problemas gastrointestinais frequentes, o seu corpo está tentando lhe dizer que está consumindo algo ruim para você. Um fator muitas vezes pode levar a problemas gastrointestinais, bem como distúrbios imunológicos. Às vezes, uma combinação de fatores está causando os problemas.

O primeiro passo é identificar qualquer coisa que você consome que contenha ou possa conter pesticidas, conservantes, metais pesados e outras toxinas. Você precisa ler os rótulos, conhecer as fontes de seus produtos e proteínas e aceitar que não deve ingerir algo feito em uma linha de fábrica e preenchido com ingredientes que não consegue pronunciar. No entanto, este passo é apenas sobre reunir informações e pensamento. Olhe para o que você come regularmente e se pergunte se um nutricionista ou médico lhe diria que é saudável. Se você sabe que algo pode ter contribuído para problemas de saúde no passado, tente eliminá-lo (novamente) antes de fazer quaisquer alterações na dieta ou adicionar suplementos ao seu regime.

Passo 2: O que há nos seus vegetais?

Legumes e frutas frescas fornecem muitos micronutrientes e o ajudam a ficar mais saudável. Alguns deles contêm propriedades probióticas e até anti-inflamatórias, mas também podem conter substâncias químicas nocivas que neutralizam todos esses bons benefícios.

A menos que você compre seus alimentos na sua região e durante a alta temporada, provavelmente, estará em contato com pesticidas. Os produtores colhem vegetais e frutas normais, importados de outros países, antes deles amadurecerem totalmente para garantir que não se deteriorem antes de chegar à loja. Isso significa que eles amadureceram sob a influência de pesticidas. No momento em que você compra e come, os riscos superam em muito os benefícios.

De acordo com estudos recentes, os produtos orgânicos nos Estados Unidos, que estão sujeitos a restrições rigorosas, ainda podem conter resíduos de pesticidas.[82] Pesquisas revelaram que pesticidas e outros compostos químicos contaminaram até 25% dos produtos orgânicos antes mesmo de chegarem às prateleiras das lojas. Os alimentos orgânicos podem conter menores quantidades de pesticidas, mas todos os pesticidas representam um sério perigo para a sua saúde e sistema imunológico, e você não pode provar, cheirar ou ver esses produtos químicos perigosos. Se você quiser comer uma salada por razões de saúde, siga a lógica até o fim. Ou conheça a fonte, ou teste o alimento quanto a biocidas antes de comê-lo. Se você não pode fazer nenhum dos dois, é melhor não comer. Se você achar difícil excluir todos os vegetais da sua dieta, procure fazendas próximas ou mercados de agricultores que vendam vegetais orgânicos sem pesticidas.

Também invista em testes de pesticidas, prontamente disponíveis no mercado, que podem detectar esses produtos químicos potencialmente prejudiciais. Se está na sua comida, provavelmente está na sua corrente sanguínea também.

DIA 2: A PERDA DE PESO COMEÇA NO SUPERMERCADO

Ao contrário da crença popular e do marketing fitness, o exercício não fará você perder peso. Ele pode suprimir o apetite por um tempo, o que pode ajudá-lo a gerir a sua ingestão, mas lembre-se de que o seu corpo anseia por homeostase. Quanto mais você se exercitar, mais terá vontade de comer. O tipo e a quantidade de alimentos que você consome se correlacionam diretamente com a perda de peso. Se você precisar perder algum excesso de gordura corporal, siga os próximos dois passos.

Passo 1: Três segredos para a perda de peso

Não tome café da manhã

Seus níveis de cortisol atingem o pico entre 6h e 8h, o que significa que seu corpo está pronto para queimar gordura. Comece o seu dia com 600ml de água à temperatura ambiente. Você também pode tomar um expresso. Para evitar a ansiedade da cafeína, não beba muito café coado ou gelado. Atenha-se a uma dose de café expresso sem cremes ou adoçantes adicionados.

Coma menos

Tente cortar o seu consumo de alimentos pela metade. Coma sua primeira refeição por volta das 14h, o que dá ao seu corpo em jejum bastante tempo para queimar suas próprias reservas de gordura como combustível. Emprate o que você normalmente come da mesma maneira que sempre come, mas consuma apenas metade. Pare de comer, reconheça que não sente mais fome e observe a quantidade de comida que está deixando no prato. Refrigere o restante para o almoço ou o jantar do dia seguinte. Ter uma visão de quanto você está comendo irá ajudá-lo a comer mais conscientemente no futuro.

Sem petiscos

Se você sentir fome, estresse ou tédio, beba água ou petisque alguns mirtilos. Nada de petiscos ultraprocessados. Se necessário, mastigue um pedaço de chiclete natural e sem açúcar, mas é isso.

Evite alimentos sem valor nutricional para reduzir o ganho de peso.

Passo 2: Aprenda a jejuar

Por milhares de anos, os seres humanos têm usado o jejum por várias razões e em várias formas. Os babilônios, gregos (estoicos, pitagóricos, neoplatônicos) e romanos jejuaram. Hoje, os adeptos do zoroastrismo, do judaísmo, do cristianismo e do islamismo praticam uma versão ou outra. Se você se encontrasse em uma ilha deserta e tivesse que caçar comida e água, certamente perderia peso. *Náufrago*, estrelado por Tom Hanks, retrata excelentemente esse cenário. Na civilização ocidental moderna, comemos excessivamente porque a comida é abundante e fácil de obter. Você não

180 A SOLUÇÃO DA IMUNIDADE

precisa caçá-la em uma ilha deserta. Pode pedir em qualquer restaurante ou loja e receber essa comida à sua porta em cerca de trinta minutos.

A cada cinco anos, o USDA publica *Dietary Guidelines for Americans* (ou Diretrizes Dietéticas para Americanos). Ele recomenda que as mulheres comam 1.600–2.400 calorias por dia e os homens 2.000–3.000 para manter um corpo saudável e funcional.[83] Se tivermos sorte, podemos viver cerca de 80 anos de vida. Você realmente quer contar calorias todos os dias desse tempo? A restrição calórica é necessária para a perda de peso, e o jejum pode ajudá-lo a perder peso. Uma maneira fácil de restringir sua ingestão de calorias, o jejum estimula seu metabolismo e aproveita ao máximo os processos naturais do seu corpo.

Uma das maneiras mais fáceis e eficazes de jejuar é pular o café da manhã. Sei que parece difícil. Um prato cheio de panquecas de leite de manteiga e bacon costumava ser um dos meus pratos matinais favoritos.

Mas ter um enorme pico de açúcar logo pela manhã não é saudável em longo prazo.

Enquanto você está começando o seu dia, o cortisol no seu corpo está dizendo a ele para usar a sua própria gordura como combustível. Seus hormônios de crescimento estão mais altos pela manhã, porque você esteve em jejum durante a noite. O hormônio do crescimento tem um efeito lipolítico, o que significa que prefere liberar gordura dos depósitos acumulados e usá-la como combustível. Este soco duplo dá ao seu corpo mais oportunidades para queimar gordura enquanto preserva a massa muscular. A maneira mais eficaz de sabotar esse processo é comer assim que você acordar.

Todos os carboidratos que você consome se convertem em glicose e são liberados na corrente sanguínea. A insulina, o hormônio de armazenamento, remove a glicose da corrente sanguínea. A insulina não só fará isso, mas também removerá os ácidos graxos livres gerados anteriormente pelo cortisol. Perder peso torna-se mais difícil quando isso acontece. O oposto polar da insulina é o glicogênio, um hormônio que estimula a liberação de glicogênio (carboidratos armazenados em nossos músculos) com a finalidade de fornecer combustível. A insulina e o glucagon têm uma relação inversa, semelhante à relação entre a escuridão e a luz solar. Quando um dos dois está ausente, você recebe o outro. À medida que os níveis de açúcar no sangue aumentam, a insulina responde colocando o glucagon em "esconderijo", o que significa que seu corpo não pode queimar esses carboidratos como combustível. O glucagon reaparece somente após os efeitos da glicose e da insulina terem desaparecido. O glucagon também aumenta a liberação do hormônio do crescimento, que ajuda a construir músculos e retardar o envelhecimento, duas razões mais importantes para não comer logo de manhã.

Pular o café da manhã usa esses horários de pico para os hormônios a seu favor. Em vez de tomar café da manhã, siga estes passos pela manhã:

- Não pegue o seu telefone: a luz azul interfere com muitos dos mecanismos do seu corpo, e uma quantidade esmagadora de informações pela manhã pode atrapalhar sua mentalidade, desencadeando ansiedade e estresse.
- Medite na cama: mesmo apenas cinco minutos ajudarão a definir o tom para o seu dia.
- Otimize o fluxo cerebral: a neuromeditação com um dispositivo cerebral pode ajudar na neuromodulação, uma entrega direcionada da atividade nervosa. O NeoRhythm tem como alvo partes específicas do seu cérebro para ajudar a atingir metas de meditação, introduzindo ondas gama baixas de 34 hertz.
- Beba água fresca e rica em minerais: Manter-se hidratado o ajuda a se sentir satisfeito e mantém todos os seus sistemas funcionando sem problemas. Muitos japoneses, uma das populações mais saudáveis e magras, bebem água imediatamente após acordar.
- Tome uma dose de café expresso: obtenha a sua dose de café para o dia sem cremes ou adoçantes. Apenas café puro e concentrado para deixar o cérebro e o corpo prontos para começar.

DIA 3: INICIE A DIETA DA SOLUÇÃO DE IMUNIDADE

Os supercentenários (com mais de 110 anos) vivem vidas bem equilibradas e ainda desfrutam de alguns hábitos pouco saudáveis, como um copo de vinho tinto ou um cigarro por dia. O importante é que eles não exagerem. A Dieta da Solução de Imunidade pode parecer um pouco restritiva, mas se você gosta de boa comida e vinho, incluindo bolo e chocolate, poderá comer um pouco. Nem sempre — e definitivamente não todos os dias —, mas você não perderá completamente o que realmente gosta.

A Dieta da Solução de Imunidade protege e fortalece o sistema imunológico. Uma dieta sem safras, elimina pesticidas e outros produtos químicos que podem desencadear ou danificar suas defesas. Contém muitas carnes, limitando a exposição a toxinas em outros alimentos e bebidas. À primeira vista, pode parecer uma dieta carnívora, porque depende fortemente de proteínas animais reais, mas a intenção difere dos regimes modernos do homem das cavernas. Ela redefine o seu sistema imunológico, alimentando as suas células com exatamente o que elas precisam. É uma dieta baixa em carboidratos, rica em proteínas e anti-inflamatória que promove uma boa saúde intestinal. Ela permite que seu corpo reconstrua a imunidade que uma vida inteira de exposição a produtos químicos, metais pesados e más escolhas corroeu. Uma dieta saudável não só ajuda seus rins, fígado e corpo inteiro a se recuperar, mas também o ajuda a apreciar a alegria de novos alimentos.

Siga-a por 21 dias. Se você fuma ou vaporiza, pare por estas 3 semanas para dar aos seus pulmões e coração a oportunidade de se repararem. Você não pode comer direito e esperar sentir-se saudável se ainda inalar substâncias cancerígenas. Mate esse hábito e olhe para os outros que você deve colocar em espera durante esses 21 dias. Depois disso, você prosseguirá para a fase de manutenção (página 214).

"Mas e quanto...?"

Todo mundo tem uma refeição ou sobremesa favorita, e qualquer dieta rígida eventualmente se torna muito difícil de seguir por toda a vida. Eu quero que você mude a maioria das suas escolhas e ainda tenha espaço para o deleite ocasional. Sim, pode beber um pouco de vinho. Uma vez por semana é bom, mas não beba a garrafa inteira. Não beba vinho todos os dias também. Dê ao seu corpo tempo para se recuperar e filtrar as toxinas do álcool.

Uma vez por mês — digamos, no primeiro dia ou no primeiro fim de semana — aproveite o prazer dos alimentos não tão saudáveis que você ama. Meus pacientes no Brasil chamam isso de *festinha*. É o seu intervalo limitado fora da dieta saudável, em que você se afasta das regras sem se sentir culpado. Você tem comido saudável durante todo o mês, então não precisa se preocupar com um pedaço de bolo ou um refrigerante favorito. Regularmente comer uma dieta saudável permite que você exagere de vez em quando sem consequências significativas. Mas não é um "dia do lixo", porque não estamos comendo lixo. É parte do plano, então não há culpa envolvida!

Passo 1: Certifique-se de que está preparado

Se você está doente ou tem condições graves de saúde, primeiro discuta a dieta com o seu médico. Considere também o seu momento. Não torne isso mais difícil para si mesmo, começando no dia anterior a uma festa de fim de ano, por exemplo. Antes de começar, faça a si mesmo estas perguntas:

- ◆ Estou em um bom espaço mental para tentar algo novo?
- ◆ Tenho o apoio necessário para iniciar esta mudança?
- ◆ Estou bem com pequenos inconvenientes?
- ◆ Tenho algum grande evento social nas próximas 3 semanas?
- ◆ Tenho planos de viagem para as próximas 3 semanas?
- ◆ Tenho energia para criar listas, responder a perguntas e reorganizar minha vida agora?

Muitas pessoas que seguem o protocolo relatam ter mais energia e clareza do que antes. Se começar a dieta e se sentir melhor, pode significar que algo que você estava consumindo afetava a sua saúde. Antes de começar, faça anotações no seu diário de saúde sobre como você está dormindo e se sente em geral. Ter um ponto de referência inicial irá ajudá-lo a apreciar o bem que você terá feito para o seu corpo.

Se escorregar, tudo bem. Comece tudo de novo. Mas aderir ao protocolo com consistência tornará mais rápido e fácil alcançar seus objetivos.

Passo 2: Noções básicas da Dieta da Solução de Imunidade

Examine os rótulos e as fontes de alimentos. Evite refeições que não sejam permitidas ou itens que contenham substâncias a serem evitadas. Preste atenção à sua água também. O que você bebe agora vai para as suas células hoje. A Dieta da Solução da Imunidade é sem álcool, sem laticínios, sem ovos, sem peixes, sem glúten, sem laboratório, sem solanáceas e sem pesticidas. Requer autocontrole, então tente embalar sua comida ou comer em casa durante este curto período. Após 3 semanas, veja como se sente. A abstinência autoimposta pode até lhe dar algumas novas ideias.

Alimentos permitidos

Gorduras animais, como gordura de pato, gordura de ganso, banha e sebo.

Carne bovina/bife (100% alimentado com capim).

Manteiga de caldo de osso.

Frango (local, livre de hormônios, livre de antibióticos, nunca congelado).

Óleo de coco.

Frutas (com baixo teor de açúcar, locais, não transgênicas, livres de pesticidas), como abacates, amoras, mirtilos, limões, limas.

Kefir, kimchi, missô, natto, azeite, azeitonas e picles.

Chucrute.

Legumes (não amiláceos, locais, não transgênicos, livres de pesticidas), como rúcula, brócolis, pepinos e espinafre.

Arroz branco (local, não OGM, livre de pesticidas).

Iogurte (natural).

Bebidas permitidas

Expresso (1 por dia no máximo).

Chá de ervas.

Água mineral (engarrafada em vidro, não em plástico).

Alimentos que devem ser evitados

Culturas não testadas para biocidas (pesticidas, herbicidas etc.).

Ovos, ovos feitos em laboratório.

Carnes falsas (feitas em laboratório).

Peixe.

Frutas de fontes desconhecidas.

Organismos geneticamente modificados (OGM).

Óleos de sementes de lectinas.

Alimentos ultraprocessados, óleos vegetais e vegetais de fontes desconhecidas.

Bebidas para evitar

Álcool.

Bebidas gaseificadas.

Café (a menos que seja orgânico).

Leite.

Refrigerante.

Água de fontes desconhecidas (cidade, torneira do restaurante).

Se você é propenso a alergias, tem uma condição autoimune ou problemas de imunidade, fique longe de especiarias, incluindo pimenta preta moída. Use sal do Himalaia em vez disso.

Como você está consumindo muito menos açúcar do que antes, pode sentir mais fome nos primeiros dias. Isso é normal, e comer mais carne com mais frequência combaterá esse efeito colateral. (Seus níveis de energia podem aumentar como outro efeito colateral.) A seção de suplementos (página 209) discute suas necessidades nutricionais e como cumpri-las em sua dieta.

EXEMPLOS DE PLANOS ALIMENTARES

Você pode adicionar qualquer um dos alimentos ou bebidas permitidas (página 184) a essas refeições, desde que sigam as regras estabelecidas.

Plano alimentar 1

Café da manhã: água, um expresso

Almoço: bife grelhado de três pontas

Jantar: asas de frango grelhadas

Lanche: mirtilos

Plano alimentar 2

Café da manhã: água, um expresso

Almoço: peitos de frango fritos na *air fryer*

Jantar: peito bovino assado no forno

Lanche: abacate em cubos regado com azeite

Plano alimentar 3

Café da manhã: água, um café expresso

Almoço: bife em tiras grelhado

Jantar: costeletas de cordeiro assadas

Lanche: quadrados de limão (receita em ImmunitySolutionDiet.com [conteúdo em inglês])

Plano alimentar 4

Café da manhã: água, um expresso

Almoço: costeletas de porco grelhadas

Jantar: hambúrgueres de peru

Lanche: tiras de bacon

Plano alimentar 5

Café da manhã: água, um expresso

Almoço: almôndegas de carne com bacon em cubos

Jantar: filé mignon grelhado

Lanche: carne seca caseira

DIA 4: ESCOLHA A CARNE CERTA

A maioria das pessoas gosta de comer carne, e a Dieta da Solução de Imunidade não o faz medi-la porque seu corpo naturalmente regula seu apetite à medida que você adota o protocolo. Ainda assim, antes de começar qualquer nova dieta, verifique com o seu médico, especialmente se você tiver condições graves de saúde.

O ponto mais importante a saber sobre comer carne é verificar as fontes. Parece simples, mas não é — especialmente com frango. Antes de comer qualquer pedaço de frango, confirme que é livre de hormônios. As galinhas são aves naturalmente pequenas. Se um corte parece enorme, é provável que a ave não tenha crescido naturalmente.

DIA 5: ALIMENTE AS SUAS CÉLULAS

As chances são de que, quando criança, você não tenha aprendido a se sentir saudável, feliz e energizado através do que consumiu. É por isso que é difícil saber o que comer, como comer e por que você come de modo geral. Sua relação com a comida provavelmente reflete suas atitudes em relação a si mesmo e àqueles ao seu redor. Muitas pessoas nunca aprenderam a ver a comida como uma fonte de combustível. Tudo o que você come e bebe, mais cedo ou mais tarde, alimenta suas células, desencadeia suas emoções e molda sua saúde.

A cada segundo de cada dia, nossas células recebem e transmitem informações. Elas respondem a estímulos externos muito rapidamente. Tome, por exemplo, o choque ou o medo desencadeado pela visão de um acidente de carro ou o prazer de ver cãezinhos ou gatinhos. Dar às suas células os nutrientes de que precisam impulsiona a ciência da nutrição. Dentro do seu corpo, cada nutriente que você consome tem uma função específica, e seus sistemas os usam ou descartam com base no que seu corpo precisa. Seus vários sistemas consistem em vários órgãos, que consistem em vários tecidos, que consistem em várias células. Estas sustentam a sua homeostase. Elas apoiam seu corpo e montam uma resposta agressiva contra quaisquer ameaças potenciais. "Um exército marcha sobre seu estômago", diz o velho ditado, então pense nisso como alimentar um exército. Quanto melhor a comida, melhor o resultado. Se você comer porcaria, se sentirá como porcaria. Se comer bem, se sentirá bem.

DIA 6: ALIMENTE A SUA ALEGRIA

Isso não deveria precisar ser dito, mas também vale a pena repetir. Quando você se sentir bem, continue a fazer o que está fazendo. Continue a alimentar a sua alegria, fazendo escolhas mais saudáveis e melhores para a sua saúde geral. Continue evitando produtos químicos, pesticidas, alimentos criados em laboratório, alimentos ultraprocessados e contaminantes perigosos. Acompanhe o que está comendo e como se sente. Esteja ciente de quaisquer alterações.

Traga o seu diário de saúde para a próxima consulta médica para que possa partilhar a sua experiência com o seu prestador de cuidados de saúde. Frequentemente, confiamos em nossas memórias, mas as memórias nos traem e desaparecem rapidamente. Se você se sentir bem — depois de uma boa noite de sono ou um treino revigorante, por exemplo — faça uma nota que o inspire a seguir em frente.

DIA 7: RASTREAR E PENSAR

Antes de comer qualquer coisa, saiba o que está comendo e o porquê. O objetivo desta semana é a consciência alimentar. A consciência do que e por que você come certos alimentos ou bebe bebidas específicas pode ajudá-lo a ver os padrões. Você está procurando batatas fritas no final de um dia estressante? Desejando chocolate depois de falar com o seu chefe ou um cliente? Sua mente e corpo estão enviando esses desejos como mensagens sobre o que está acontecendo na sua vida. Se precisar reduzir o stress na sua vida, faça isso *antes* de consumir o pote de sorvete.

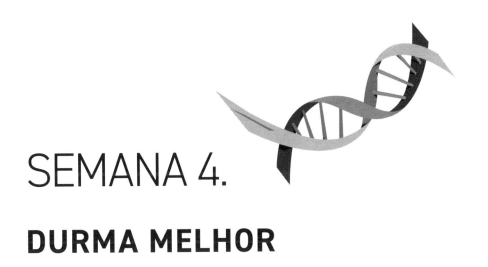

SEMANA 4.
DURMA MELHOR

O sono pode não parecer um aspecto muito sério, mas muita atividade crítica ocorre em seu corpo quando você descansa, incluindo a produção de moléculas que combatem infecções. Dormir o suficiente garante uma boa função imunológica. O sono é tão importante quanto a comida e a água em sua vida diária para o funcionamento mental e físico. Nesta etapa, você seguirá a mesma rotina e prática nos próximos sete dias.

HÁBITOS DE SONO MELHORES

Uma boa noite de sono não acontece apenas no momento em que você decide que é hora de dormir. Tudo o que você faz durante o dia leva a isso. Os seguintes hábitos diários levarão a um melhor descanso à noite.

Tome sol

A luz do dia tem uma forte influência sobre os ritmos circadianos. A exposição diária à luz solar ajudará a sincronizar seu relógio interno.

Queime a sua energia

O exercício beneficia a saúde cardiovascular e a qualidade do sono. E você não precisa ser um triatleta para colher os benefícios. Mesmo uma caminhada moderada pode ajudar, e também é uma ótima maneira de obter alguma exposição à luz do dia. Se você se exercita muito no final do dia, termine pelo menos uma hora antes de ir para a cama para dar ao seu corpo tempo para relaxar.

Soneca

Este não é para todos, porque nem todos gostam de cochilar (eu não sou um cochilador, de jeito nenhum). Algumas pessoas não conseguem dormir durante o dia ou não conseguem dormir em nenhum outro lugar além de suas próprias camas. Cochilar por muito tempo pode deixá-lo grogue e desorientado quando você acorda e interferir com a sua capacidade de dormir à noite. Mire em cochilos curtos de não mais de vinte a trinta minutos, nunca depois das 15h. Siga uma versão abreviada da rotina de sono a seguir. Dê a si mesmo um tempo para acordar depois de uma soneca antes de retornar às atividades que exigem respostas rápidas ou certeiras.

Limite as luzes artificiais

Desligue a TV uma hora antes de dormir. Reduza a iluminação interna fraca com um *dimmer* ou uma lâmpada de poucos watts.

Reduza o tempo de tela

Smartphones e outros dispositivos podem causar estimulação mental excessiva ou ansiedade. Eles também emitem luz azul, o que perturba os ritmos circadianos. Evite usar todos os dispositivos por pelo menos uma hora antes de dormir.

Evite drogas psicoativas

Cafeína, álcool e uma ampla gama de medicamentos contêm substâncias psicoativas. Para uma boa noite de sono, evite o álcool e a cafeína. Converse com o seu médico sobre quaisquer medicamentos que possam estar interferindo com o seu descanso.

Relaxe

Parece simples, mas em nosso mundo frenético, muitas vezes, nos esquecemos de relaxar. Técnicas, como um banho quente ou yoga, podem ajudá-lo a relaxar, assim como a meditação e a respiração profunda. Antes de ir para a cama, evite material de leitura intenso. Você quer se desligar em vez de ativar seu intelecto.

DIAS 1 A 7: REAJUSTE SUA ROTINA DE SONO

Todos cometem deslizes com os horários de sono de vez em quando. Seja devido a um prazo urgente, grandes viagens ou cuidar de um recém-nascido, a interrupção temporária do sono não terá efeitos em longo prazo. Mas viver em longo prazo em um déficit crônico de sono terá. Para evitar um déficit, você deve praticar uma boa higiene do sono. Às vezes, isso requer um novo treinamento do seu corpo para dormir. Aqui estão alguns passos para dormir melhor ou uma nova rotina para a hora de dormir.

Passo 1: Criar uma nova rotina

Antes de começar a sua rotina, defina o seu alarme, não para acordar, mas para ir para a cama. Primeiro, determine de quantas horas de sono você normalmente precisa para se sentir descansado. Em seguida, conte as horas para trás a partir de suas rotinas matinais e compromissos para garantir o tempo necessário, o que também o ajudará a evitar a inércia do sono. Pode parecer estranho no início, mas seu corpo se ajustará a esse novo hábito em pouco tempo, e um bom sono se tornará seu novo normal. Às 21h30, meu telefone me lembra da minha hora de dormir, e é quando eu vou para a cama, coloco uma máscara de dormir e vou dormir. Na maioria dos dias, acordo às 04h30, sem alarme, quando meu corpo se sente pronto. Experimente também. Você vai adorar sentir-se revigorado sem alarmes e sem surpresas.

A maioria dos pais cria uma rotina de dormir para crianças pequenas: banho, livro ou história, luzes apagadas. A sequência os ensina a relaxar e descansar. Os adultos precisam da mesma prática. Sinais consistentes podem ter um grande impacto psicológico nas rotinas. Para se preparar para sua nova rotina, invista em uma máscara ocular (preta ou escura para o máximo bloqueio da luz); chás de ervas, como camomila, valeriana ou outros chás sonolentos; pequenas doses de um suplemento confiável de melatonina; e uma máquina, uma lista de reprodução ou um aplicativo de ruído branco.

Rotina

- Defina um alarme noturno para ir para a cama.
- Se puder, defina a temperatura do seu quarto para cerca de 20 °C.
- Tome um banho quente.
- Faça uma xícara de chá de ervas sem cafeína.
- Coloque a máquina, a lista de reprodução ou o aplicativo de ruído branco por quinze minutos enquanto bebe o chá.
- Escove os dentes.
- Alongue-se e vista o pijama.
- Diminua as luzes no seu espaço de dormir e leia em silêncio por quinze a trinta minutos.
- Ponha a máscara e deite-se.
- Agradeça mentalmente a alguém que o tenha feito feliz hoje. Deixa a sua mente vaguear.
- Relaxe. Desfrute do conforto da sua cama.

SEMANA 5.
MOVIMENTE-SE

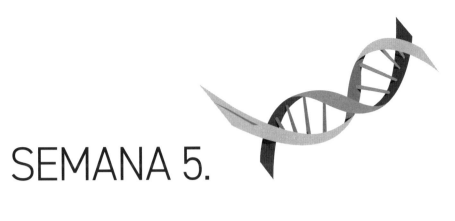

Manter a forma é essencial para uma boa saúde, mas como você deve fazer isso efetivamente? O exercício por si só raramente irá ajudá-lo a perder peso, porque quanto mais calorias você queima, mais combustível seu corpo anseia para alcançar seu equilíbrio natural. Você não pode fugir correndo ou superar uma dieta ruim ou outros hábitos negativos levantando mais peso na academia ou nadando por mais quilômetros; por isso, não use o exercício como um substituto para fazer escolhas saudáveis.

No entanto, a aptidão física melhora sua circulação, o que permite que todas as suas células, incluindo seu exército de células imunes, movam-se mais rápido e mais livremente por todo o corpo para procurar por problemas. O exercício moderado regular reduz a inflamação e ajuda as células imunes a se regenerarem. Em pessoas com defesas enfraquecidas, mesmo uma sessão de exercício sensata pode aumentar a eficácia de uma vacina.

À medida que envelhece, você deve fortalecer o tronco, as pernas e os braços e trabalhar o equilíbrio. Se você está com pouco tempo ou não consegue ir à academia, experimente estes sete exercícios simples. Comece com três séries de dez repetições de cada exercício. À medida que você ganhar força, crie um treino de circuito de corpo inteiro, misturando e combinando-os como quiser. Lembre-se de que as pessoas que se exercitam pela manhã têm uma chance melhor de permanecer consistentes do que as pessoas que se exercitam no final do dia. Quer você se inscreva em uma academia ou acompanhe uma aula online ou na TV, a parte importante é manter-se em movimento para a sua saúde física e o seu bem-estar.

DIA 1: AGACHAMENTOS AFUNDO

Este exercício fortalece as pernas e os músculos do bumbum. Ele também trabalha o seu equilíbrio, a chave para o envelhecimento de forma independente.

1. Fique em pé com os pés afastados na mesma largura do quadril.
2. Coloque a perna direita ligeiramente à frente do corpo e a esquerda ligeiramente atrás dele.
3. Mantendo o pé esquerdo no lugar, dê um passo (maior do que a sua passada normal de caminhada) à frente com a perna direita.
4. Seu pé direito deve parar apoiado no chão. Seu calcanhar esquerdo vai subir do chão.
5. Abaixe o corpo, dobrando os joelhos a cerca de 90°. Não deixe o joelho direito ultrapassar o pé direito.
6. Mantenha o tronco contraído e ereto.
7. Levante-se, voltando à posição inicial.
8. Repita com a perna oposta.

DIA 2: FLEXÕES

Este exercício trabalha todos os músculos do seu corpo. Se você tiver problemas para fazer as flexões padrão, comece com flexões adaptadas, com os joelhos no chão.

1. Posicione-se de quatro no chão. Coloque as mãos ligeiramente mais largas do que os ombros.

2. Mantenha os cotovelos ligeiramente dobrados, não travados e retos.

3. Estenda as pernas para trás até que as mãos e os dedos dos pés equilibrem o peso. Posicione os pés afastados na largura do quadril.

4. Flexione os músculos do tronco puxando o umbigo para dentro em direção à coluna.

5. Inspire enquanto se abaixa até o chão, dobrando lentamente os cotovelos até formar um ângulo de 90°.

6. Expire enquanto empurra as mãos para cima, sentindo os músculos do peito contraírem e retornando à posição inicial.

7. Repita.

DIA 3: TOQUES CRUZADOS AO PÉS

Você pode fazer este alongamento fácil e de corpo inteiro a qualquer momento. Ele trabalha seus ombros, tronco, bumbum e pernas, tudo ao mesmo tempo.

1. Fique em pé com os pés afastados na largura dos ombros.

2. Levante os braços para os lados, formando uma estrela com todo o seu corpo.

3. Mantendo as pernas tão retas quanto possível, dobre para a frente os quadris para que as costas fiquem paralelas ao chão.

4. Traga o braço direito para baixo e para o pé esquerdo enquanto estende a mão para cima com o braço esquerdo. Olhe para a sua mão esquerda enquanto torce.

5. Em ordem inversa, os braços voltam para a posição inicial.

6. Repita no outro lado.

DIA 4: DESCANSO

Se você se exercita regularmente, precisa de um dia de descanso por semana para curar tecidos, desenvolver músculos e reabastecer as reservas de combustível. Os dias de descanso também ajudam a aliviar o estresse emocional. Em vez de um treino hoje, faça uma caminhada fácil, seguida de um banho quente com sais de Epsom, que ajudam a substituir as reservas de magnésio e reduzir o inchaço muscular.

DIA 5: AGACHAMENTOS COM SALTO

Este exercício fortalece o tronco e a parte inferior do corpo e torna os quadris e as pernas mais flexíveis. Também queima muitas calorias porque trabalha seus maiores músculos.

1. Fique em pé com os pés afastados na largura do quadril, os dedos dos pés ligeiramente apontados para fora.
2. Segure as mãos no peito para manter o equilíbrio.
3. Dobre os joelhos, abaixando-se o máximo possível. Não dobre os joelhos mais de 90° ou deixe os joelhos se estenderem além dos dedos dos pés. Mantenha o peito na vertical. Aperte o bumbum para evitar que os quadris avancem.
4. Solte as mãos e abaixe os braços para gerar impulso.
5. Pressione os calcanhares e salte o mais rápido que puder.
6. Encoste suavemente no chão e volte para uma posição de agachamento.
7. Repita.

DIA 6: ABDOMINAIS

Abdominais completos fortalecem os músculos com facilidade e eficácia. Se você tem dor lombar ou não consegue levantar as costas do chão, faça abdominais curtas, que exigem levantar apenas os ombros e a parte superior das costas. Colocar as mãos atrás da cabeça pode esticar o pescoço e desestabilizar o abdômen, por isso, não o faça.

1. Deite-se no chão de costas.

2. Dobre os joelhos e coloque os pés apoiados no chão.

3. Se necessário, coloque os pés debaixo de um banco, peça de mobiliário ou outro suporte.

4. Cruze os braços sobre o peito, a mão esquerda sobre o ombro direito e vice-versa.

5. Ative o tronco puxando o umbigo para dentro em direção à coluna.

6. Levante lentamente as costas do chão usando apenas os músculos abdominais. Mantenha o cóccix e os quadris parados e pressionados no chão.

7. Abaixe-se lentamente de volta à posição inicial. Não deixe a cabeça ou as costas baterem no chão.

8. Repita.

DIA 7: YOGA

Ótimo para alongar o corpo e controlar a respiração, o yoga oferece uma ampla variedade de abordagens e práticas destinadas a unir corpo, mente e espírito. No Ocidente, apenas "yoga" geralmente significa hatha yoga, um dos vários tipos. Hatha yoga usa *asanas* (posturas), *pranayama* (respiração), *mudra* (gestos) e *shatkarma* (autodisciplina) para criar uma unidade interior-exterior. Limpa o corpo e cultiva o *prana* (energia vital). A maioria das práticas de yoga não enfatiza os lados mais esotéricos do hatha yoga, concentrando-se nas poses, que oferecem um treinamento fantástico para força e equilíbrio. Quanto mais você praticar, mais beneficiará suas habilidades de respirar, meditar e relaxar.

O yoga geralmente é praticado descalço em um tapete de yoga antiderrapante com suportes opcionais. As posturas e os movimentos exigem roupas que possam se esticar e se mover livremente com o corpo. Você pode comprar roupas específicas de yoga, mas provavelmente pode montar uma roupa apropriada com peças que já estão no seu guarda-roupa. Alguns cursos de yoga usam adereços, como alças, blocos, cobertores ou almofadas, mas você pode improvisar em casa com lenços, gravatas, pilhas de livros ou almofadas. A maioria dos estúdios tem adereços extras para uso em classe.

Experimente o yoga hoje. Encontre um estúdio, uma prática no seu bairro ou até mesmo um vídeo online. (Sites como Yoga with Adriene [conteúdo em inglês] têm vídeos gratuitos para todos os níveis com instruções completas.) Tudo o que você precisa é de roupas confortáveis, um tapete (se o estúdio não fornecer um) e um pouco de água para depois do treino. Comece com uma aula curta e simples e evolua a partir daí. Depois de dominar as poses básicas para iniciantes, você pode colocá-las juntas em uma sequência e progredir para poses mais difíceis.

Se você não gosta de yoga ou da ideia dele, siga um programa de alongamento abrangente ou outro exercício de corpo inteiro de baixo impacto de que você goste.

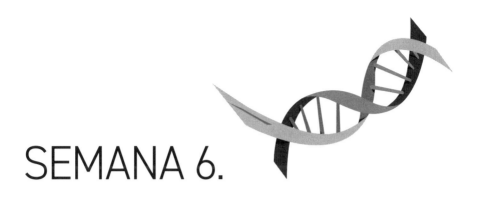

SEMANA 6.

ACALME SUA MENTE

Bem-vindo à semana zen! A maioria das pessoas passa tanto tempo construindo seus currículos ou correndo atrás de metas de vida que esquecem o que realmente importa: o tempo. É o bem mais valioso que você tem. Se você muitas vezes perde a noção disso e fica hiperfocado em detalhes que realmente não importam, é hora de descontrair e relaxar. Todos os dias desta semana, você se concentrará em estratégias para ajudar a reorganizar prioridades distorcidas, em maneiras de reduzir o estresse e em práticas para ajudá-lo a encontrar calma em qualquer tempestade. Experimente cada uma delas e veja quais funcionam melhor para você. Faça o que funcionar para acalmar a sua mente e ajudá-lo a encontrar o seu centro novamente. Se você tiver que fazê-las algumas vezes ao longo de um dia estressante, tudo bem. Depois de determinar seus favoritos, coloque-os em prática diariamente por 21 dias para solidificar esse novo hábito positivo.

DIA 1: REFORMULE A SUA PERSPECTIVA

Como médico oncologista, testemunhei a morte de perto muitas vezes. Os pacientes em seus leitos de morte olham para a vida com uma perspectiva diferente. As pessoas cujas vidas estão em jogo não podem pensar em termos de anos. No entanto, elas podem pensar em semanas. Se você tem 200 ou 2 mil semanas antes de chegar ao final da estrada, funciona da mesma forma. Com isso em mente, meu conselho para você é medir a sua vida em semanas, não anos. Essa nova estrutura irá levá-lo a fazer mudanças agora, conforme necessário, em vez de em algum momento indeterminado no futuro. Se você quer passar tempo com os entes queridos, perseguir uma paixão ou encontrar o amor verdadeiro, defina essas metas em termos de semanas.

Passo 1: Memento mori

Traduzido do latim, *memento mori* significa "lembrança da morte". Como um exercício meditativo, ele pode ajudá-lo a encontrar o seu centro e determinar as suas prioridades. Quando tudo estiver quieto em sua casa, reserve um momento para pensar sobre a sua morte. Como você a imagina? Como é que as pessoas vão se lembrar de você? Que legado você quer deixar? Quanto mais vividamente você puder imaginar detalhes específicos, melhor o exercício funciona. Pode parecer mórbido, mas ponderar o fim da vida pode ajudá-lo a identificar suas verdadeiras prioridades. Talvez, ao imaginar sua morte, você veja seus filhos tristes por não ter passado mais tempo com eles enquanto cresciam ou por não terem chegado a conhecê-lo tão bem quanto você gostaria. Se assim for, talvez você esteja gastando muito tempo trabalhando e não tempo suficiente com eles.

Você pode se arrepender ou se debruçar sobre os erros, mas o passado se foi. Tire isso da cabeça. Talvez você tenha falhado em alguma coisa — tudo bem. A vida é curta e não podemos controlá-la tanto. A tristeza envelhece as pessoas rapidamente. Concentre-se no que vem a seguir no seu caminho. Praticar o *memento mori* irá mantê-lo com os pés no chão e humilde, lembrando-lhe de como a vida é breve e de como é importante seguir o que importa. Ele também irá ajudá-lo a recontextualizar aborrecimentos ou problemas cotidianos. Qualquer inconveniente ou desafio que você esteja enfrentando também terminará um dia, assim como todas as outras semanas que você passou e sobreviveu. Todas as tempestades passam, e o sol brilhará novamente.

DIA 2: SEPARE-SE DO SEU TRABALHO OU DA SUA CARREIRA

É difícil encontrar pessoas que não se considerem muito ocupadas. Se você está levando as crianças para recitais ou treinos, tentando fazer parceria em um grande escritório de advocacia, ou ambos, o nosso mundo cada vez mais frenético provavelmente está o empurrando para se concentrar em preocupações mundanas, como status social ou perseguir as últimas tendências. Mesmo os aposentados se queixam de ter muito o que fazer.

Até o momento, eu trouxe 23 bebês a este mundo e segurei as mãos de muitas pessoas em seus leitos de morte. As pessoas que estavam morrendo compartilhavam três arrependimentos principais. Nenhum deles gostaria de ter feito mais videoconferências ou ter melhores avaliações de fim de ano. Como pessoas, eles desejavam ter feito mais do que os fazia felizes, passado mais tempo com os entes queridos e corrido o risco de perseguir seus sonhos.

É tão fácil cair no estresse do aqui e agora. Uma crise de trabalho o atinge, o Wi-Fi para de funcionar, o avião fica atrasado, todos deixando você se sentindo louco e produzindo mais cortisol do que o seu corpo precisa. Quando finalmente faz uma pausa, pronto para desfrutar de um pouco de paz e tranquilidade, você pega um resfriado ou gripe. Talvez um cano exploda e inunde a sua cozinha. O que fazer? Você perde a cabeça ou tira um momento para rir do absurdo aleatório da realidade? Um dia, o seu empregador pode fechar a loja, ou o seu trabalho pode tornar-se automatizado. Essas possibilidades afetarão o seu sustento, com certeza, mas se estressar demais por elas faz mais mal do que bem. Alguém fez o seu trabalho, ou parecido, antes de você, e alguém vai fazê-lo, ou um parecido com ele, depois de você. Todos são substituíveis. Enquanto isso, cada minuto estressante e com dor no estômago está prejudicando o seu sistema imunológico.

Identificar-se muito com a sua carreira não é ruim por si só, mas pode torná-lo vulnerável de várias maneiras. Ter uma Síndrome de Burnout, ser demitido ou até mesmo se aposentar pode enviar sua mente para um ciclo insalubre. Se você perder a perspectiva do que é mais importante para você, poderá desenvolver ansiedade ou depressão sem necessidade. Ao reafirmar-se como uma pessoa em primeiro lugar e um trabalhador inteligente ou esforçado em segundo lugar, você pode construir uma vida mais equilibrada e saudável.

Passo 1: Delegue

Todas as tarefas se enquadram em três categorias de importância: alta, média e baixa. Todas as tarefas também se enquadram em três prazos para conclusão: rápido, médio e demorado. Enquanto você está se concentrando em assuntos urgentes que pode eliminar rapidamente, delegue tarefas de baixa importância que são demoradas. Talvez seja necessário contar com a ajuda de colegas em nível júnior, contratar um assistente virtual ou solicitar um estagiário. A delegação eficaz exige a renúncia a algum controle sobre como o trabalho será concluído, o que é um exercício saudável de comunicação e aceitação por si só.

Passo 2: Reformule as suas competências

Repense a sua relação com o seu trabalho. Se você tivesse que deixar a sua empresa amanhã, o que faria? Que novos empregos ou carreiras você poderia seguir imediatamente? Pense no que você faz não como uma identidade ou título, mas em termos de habilidades aplicáveis a uma variedade de situações. Muitos psicoterapeutas, por exemplo, têm habilidades que se traduzem bem em recursos humanos ou aconselhamento.

DIA 3: SAIBA O QUE É IMPORTANTE

Cresci no Brasil e trabalhei nos arredores de São Paulo. Visitar pacientes nas comunidades de lá me expôs a realidades difíceis de compreender até agora. A mesma sociedade que me proporcionou a oportunidade de estudar medicina e comprar sapatos novos sempre que eu precisava ou queria deixava muitas pessoas sem acesso à água limpa ou à nutrição básica.

Uma ligação de paciente me levou a uma pequena casa feita de barro, a cerca de uma hora do centro da cidade de São Paulo. No pequeno espaço, o cheiro pungente de infecção bacteriana encheu minhas narinas. Alguém lá dentro estava muito doente. Em uma cadeira, sentou-se um homem certamente com mais de 80 anos, mas ele não podia me dizer com certeza, porque ele mesmo não sabia sua própria data de nascimento. Ele tinha uma infecção no pé que se espalhava rapidamente e precisava de antibióticos hospitalares. Nós imediatamente o transportamos para o hospital mais próximo. Durante o percurso, eu estava administrando fluidos intravenosos para ele quando me disse que era filho de escravos.

Escravos? Parecia impossível. O velho disse que sua mãe tinha sido mantida refém durante toda a sua vida em uma fazenda não muito longe de onde ele morava. Ele tinha escapado há muitos anos, mas ela morreu em cativeiro. O Brasil aboliu a escravidão em 1888, mas em alguns lugares a prática desprezível continuou em segredo. Eu não tinha ideia de que as pessoas ainda estavam sendo escravizadas no meu próprio país. Sua revelação chocante partiu meu coração e me deu uma perspectiva que nunca esqueci.

Ele não estava ressentido ou zangado. Ele estava contente com sua vida, grato pela ajuda médica e feliz por ver outro nascer do sol. Ele não se concentrou na sua pobreza ou no seu passado. Ele vivia um momento de gratidão. Algumas pessoas chamam isso de inteligência emocional, de ter perspectiva ou de ter uma visão geral. A frase em si não importa. Trata-se de não se tornar muito apegado ao que você não pode controlar e entender a preciosidade de cada momento que você tem.

Passo 1: Decida o que importa

Reflita sobre os seus sistemas de crenças, princípios e valores. O que importa mais para você? Faça uma lista daquilo que não poderia viver sem. Você pode começar com o básico — água, comida, dinheiro — e depois identificar as pessoas e paixões mais importantes da sua vida. Ao esclarecer seus valores, você determina o que abraçar ainda mais e o que pode deixar de lado. Deixe que as suas prioridades o levem ao próximo passo. Considere seus objetivos em áreas como parentalidade, relacionamentos, comunidade e carreira. Classifique-os em ordem de importância. Planilhas formais podem ajudar a organizar seus pensamentos, mas você também pode manter uma lista no seu telefone ou no seu diário de saúde enquanto pondera suas prioridades mais importantes.

DIA 4: ACALME SUA MENTE

Leva tempo para desenvolver diferentes maneiras de gerenciar o estresse, por isso, não desista tão rápido. Mudar o foco de estressores para ritmos intencionais requer dedicação, mas pode fortalecer sua resistência mental e emocional. Se precisar de mais ajuda para lidar com o estresse, não tenha medo de procurar ajuda profissional.

Passo 1: Vá com calma

Se você costuma verificar o e-mail de trabalho à noite ou nos fins de semana, pare. Tente alguns novos hobbies não relacionados ao trabalho ou a qualquer outra coisa que você já esteja fazendo, como confeitaria, caligrafia, jardinagem, tricô, pintura ou fotografia. Se você quer aprender um novo idioma, mas o espanhol parece trabalho, porque sua empresa lida com muitos clientes na América Latina, procure o francês. Você também não tem que assumir um compromisso de longo prazo. A intenção é fazer algo novo e se divertir. Se você quiser fazer mais exercícios, não se inscreva para uma maratona. Tente ir à academia na hora do almoço para algum treinamento de força leve ou, se puder, caminhar ou andar de bicicleta do trabalho para casa algumas vezes por semana. É mais fácil implementar e manter pequenas mudanças que, ao longo do tempo, podem levar a um círculo virtuoso de compromisso e autoaperfeiçoamento.

Passo 2: Conecte-se com outras pessoas

Durante a pandemia, todos nós passamos muitas horas sozinhos, desejando conexão social para a nossa própria saúde mental. Reenergize seus círculos sociais participando de eventos comunitários, participando de clubes ou organizações locais e fazendo novos amigos. Você vai se divertir enquanto forma uma nova rede de apoio. Entrar em contato com pessoas com quem você perdeu o contato também pode ajudar a reconectá-lo a uma versão mais saudável de si mesmo. E não é preciso muito. Pesquisas recentes sobre amizades adultas indicam que ter apenas três a cinco amigos íntimos se correlaciona com os mais altos níveis de satisfação com a vida.

DIA 5: MEDITE

A meditação tem consistido em uma variedade de práticas e técnicas por milhares de anos. Independentemente do que você busca, precisa entender como e por que ela funciona para aliviar o seu espaço mental. A maioria das práticas o encoraja a fixar sua mente em um objetivo escolhido ao meditar, e é por isso que algumas pessoas empregam mantras. Outras pessoas, incluindo eu, preferem olhar para as velas.

Alcançar um estado meditativo não exige que você abrace a consciência coletiva ou perca o senso de si mesmo. Não se trata de controlar ou dominar a mente. A meditação pode ajudá-lo a alcançar um estado profundo de relaxamento neutro. Começa com a desconexão de notificações e solicitações, e é preciso estar totalmente presente. Ela desliga o que alguns psicólogos chamam de "mente de macaco", aquela tropa constante de ansiedade e preocupações que cria o caos mental. Quando se medita, varre-se essa desordem. O objetivo é tornar-se invisível, inacessível, silencioso — mesmo que apenas por dez minutos.

Você já tem as ferramentas para meditar e já as usa, também. Seu sistema de ativação reticular (SAR) determina como você percebe e reage ao mundo externo. Ele regula sua vigília, sua capacidade de se concentrar e suas respostas de luta, fuga ou congelamento. Em termos gerais, ele controla a sua consciência, guardando todos os dados que você coleta através dos seus vários sentidos. Em um restaurante barulhento, com um bom amigo ou companheiro, você pode desligar todo o ruído estranho para se concentrar na sua conversa, certo? É o seu SAR em ação. Ele permite que sua mente trabalhe em segundo plano, mantendo seus sistemas ativos sem bombardeá-los com informações sensoriais constantes. O seu SAR cria um filtro intencional para o seu foco escolhido. Ele classifica através da entrada sensorial e exibe apenas o que é relevante. Você pode aproveitar o poder do seu SAR para se concentrar no momento e ignorar todo o resto.

Passo 1: Meditação com velas

Esta técnica é excelente para iniciantes. Pegue qualquer tipo de vela e acenda-a. Apague as luzes para que a chama se torne o ponto focal da sala. Coloque a vela sobre uma mesa e sente-se em frente a ela. Para facilidade e conforto, tente colocar a chama ao nível dos olhos, a aproximadamente 60cm de distância. Mantenha as costas eretas para permitir que o diafragma tenha uma amplitude completa de movimento. Defina um temporizador para dez ou quinze minutos. Respire fundo e devagar. Relaxe e libere qualquer tensão no seu corpo. Concentre-se apenas na chama. Observe como ela pisca, muda de forma, emite um halo e pisca uma variedade de cores. Se a sua mente divagar, não se preocupe. Leve-o de volta para a chama. Você pode ter que encurralar a sua mente várias vezes. Quanto mais você pratica, mais fácil se torna.

DIA 6: RESPIRE

Quando você respira, as células do sangue recebem oxigênio e liberam dióxido de carbono, o produto residual que você expira. A respiração abdominal, a respiração da barriga, a respiração diafragmática e a respiração acelerada, todas descrevem a respiração profunda. Quando você respira fundo, o ar enche completamente os pulmões e a parte mais baixa da barriga sobe. Quando você não respira profundamente, limita a amplitude de movimento do diafragma e a parte inferior dos pulmões não recebe ar oxigenado suficiente. Você pode sentir-se sem fôlego ou ansioso como resultado. Problemas respiratórios podem causar fadiga, ataques de pânico e outros problemas físicos e emocionais, porque interrompem a troca de oxigênio e dióxido de carbono. A respiração profunda, por outro lado, pode diminuir ou estabilizar a pressão arterial, além de reduzir os batimentos cardíacos.

Para fazer este exercício, tudo o que você realmente precisa fazer é respirar profunda e lentamente com intenção. Depois de dominar essa prática simples, aqui estão mais três maneiras de respirar para se acalmar.

Passo 1: Respiração alternada da narina

Sente-se ereto e mantenha a postura. Feche os olhos ou olhe para baixo. Inspire e expire uma vez, normalmente, depois feche a narina direita com o polegar. Inspire pela narina esquerda e segure a respiração. Feche a narina esquerda e abra a narina direita. Expire pela narina direita. Inspire pela narina direita e segure a respiração. Feche a narina direita com o polegar, solte a narina esquerda e expire pela narina esquerda.

Complete dez rodadas deste padrão de respiração. Faça uma pausa se sentir tonturas. Respire normalmente depois de soltar ambas as narinas.

Passo 2: Respiração 4-7-8

Este exercício relaxa naturalmente o sistema nervoso. Até dominá-lo, faça-o sentado com as costas retas. Depois disso, você pode fazê-lo enquanto estiver deitado na cama.

Coloque a ponta da língua contra a crista de tecido atrás dos dentes superiores da frente. Expire completamente pela boca, fazendo um som de *whoosh*. Feche a boca e inspire calmamente pelo nariz contando mentalmente até quatro. Prenda a respiração contando até sete. Expire completamente pela boca, fazendo um som de *whoosh* novamente, contando até oito. Repita três vezes.

Passo 3: Respiração do leão

Esta técnica de respiração profunda, chamada *simhasana* em sânscrito, pode ajudar a relaxar os músculos do rosto e da mandíbula, aliviar o estresse e melhorar sua função cardiovascular. Sente-se, inclinando-se ligeiramente para a frente, com as mãos sobre os joelhos ou no chão. Abra os dedos o máximo possível nos joelhos. Inspire pelo nariz. Abra bem a boca, estenda a língua e aponte-a para o queixo. Expire com força, carregando a respiração pela base da língua. Enquanto expira, faça um som "ha" no fundo do abdômen. Respire normalmente por alguns instantes. Repita a Respiração do leão até sete vezes.

DIA 7: ALCANCE A LIBERTAÇÃO

No final da sua semana zen, acalme sua mente com outra prática simples, mas eficaz. Em um lugar tranquilo, em sua casa ou escritório, reúna dois pequenos pedaços de papel. No primeiro, anote algo que recentemente lhe causou angústia. Pode ser o tempo, o trânsito, seu chefe, um cliente — qualquer coisa que lhe causou frustração. Ponha o papel de lado. No segundo pedaço de papel, escreva algo que lhe trouxe alegria, como um sorriso de um estranho, boas notícias por e-mail, a comida que você comeu ou qualquer coisa que tenha preenchido seu coração.

Coloque os dois pedaços de papel lado a lado e diga "Obrigado" em voz alta. Reconheça que ambos os eventos aconteceram, o bom e o não tão bom. Descarte os dois papéis da maneira que preferir, levando um segundo para liberar a energia do que aconteceu naquele dia.

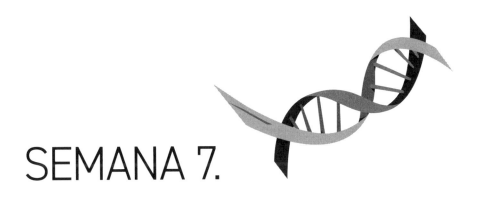

SEMANA 7.
SUPLEMENTE MELHOR

A esta altura, seu corpo está pronto para algumas boas vitaminas e alguns adaptógenos para dar o pontapé inicial na última semana do Protocolo de Solução de Imunidade e na próxima fase da sua vida. Se você acha que tomar megadosagens de certas vitaminas irá melhorar o seu sistema imunológico, pense melhor. Qualquer coisa, em excesso, pode causar danos. Complexo de vitamina B, vitaminas C, D, multivitaminas, suplementos de cogumelos e zinco nas quantidades adequadas promovem a função do sistema imunológico. Outros suplementos também ajudam.

DIAS 1 A 7: DETERMINE AS SUAS DEFICIÊNCIAS

Se você ainda não está acompanhando o conteúdo nutricional da sua dieta, você deveria. Lembre-se, informação é poder. Este é outro ponto em que o seu diário de saúde pode ser útil.

Passo 1: Faça as contas

Acompanhe o que você come todos os dias desta semana. Olhe para os macronutrientes (carboidratos, gordura, proteína) bem como micronutrientes (vitaminas e minerais). Veja como você se compara com a ingestão diária recomendada pela FDA para cada categoria. Se você não está recebendo quantidades suficientes de alguma coisa, considere ajustar a sua dieta ou tomar um suplemento adequado.

Passo 2: Observe os seus níveis

Todos os corpos diferem entre si, e alguns absorvem nutrientes de forma diferente em relação a outros. Muitos médicos agora publicam resultados de exames de sangue em um portal de pacientes online. Se o seu fizer isso, vá olhar para os números e verifique como seus níveis se comparam a faixas saudáveis. Novamente, considere ajustar sua dieta ou tomar o suplemento correspondente.

Passo 3: Questionário de suplemento

Antes de ir a uma farra de compras de suplementos, responda às seguintes perguntas:

- Você já usou suplementos antes? Por quê?
- Quantos comprimidos você se sente confortável em tomar todos os dias?
- Você já experimentou suplementos em pó no passado?
- Você está disposto a experimentar tinturas ou óleos CBD para reduzir o estresse?
- Você adiciona proteínas, colágenos ou outros pós às suas bebidas?
- Você está tentando ficar longe de óleos vegetais e de sementes?
- Está tentando evitar soja, trigo e outras culturas?
- Você se sente com pouca energia no final do dia?
- Você tem algum tipo de alergia?

Tomar os suplementos certos pode ajudar, mas nem todos são bons. Comer alimentos naturais e orgânicos fornece a melhor fonte de todos os nutrientes. Se você não tem a dieta perfeita, no entanto, a suplementação pode ser ideal para você. Procure formulações imunologicamente benéficas e também verifique com seu médico, porque os suplementos prescritos foram examinados rigorosamente quanto à qualidade, ao contrário de outros de venda livre.

MANUTENÇÃO:

ALIMENTAÇÃO CELULAR

Parabéns! Você concluiu o protocolo de solução de imunidade de sete semanas. Agora é hora de entrar na fase de manutenção, seu compromisso ao longo da vida com escolhas mais saudáveis, um sistema imunológico mais forte e uma saúde melhor. Você desenvolveu novos hábitos positivos para estresse, exercício e sono, então continue essas ótimas práticas para uma vida inteira de bem-estar mental e físico equilibrado.

Para o componente nutricional, os aspectos restritivos da Dieta da Solução Imunológica podem dificultar a manutenção em longo prazo, mas você também não quer perder os ganhos que obteve. É aí que a alimentação celular entra em jogo. Este método baseado na ciência de comer deliberadamente altera sua conexão psicológica com o que você come, quando e por quê. Ele combina pesquisa, práticas tradicionais e meditação para mudar sua mentalidade sobre a comida. Mas não é uma dieta. A maioria das dietas falha porque as pessoas odeiam fazê-las. Até mesmo a palavra, às vezes, cria resistência.

A alimentação celular o convida a entender como funciona o seu corpo, como ser saudável sem fazer dieta e como viver melhor alimentando suas células e sua alma. Tudo o que você consome alimenta as suas células. A água que você bebe, os alimentos que come e os suplementos que toma constantemente afetam suas interações internas em nível molecular. Como você percebe depois de comer uma refeição gordurosa ou picante, seu corpo reage de forma diferente a diferentes tipos de nutrição. Ele quer de você, no nível mais básico, o poder de trabalhar de forma eficaz. A alimentação celular não restringe o que você pode consumir, mas sim aponta para alimentos e bebidas que fazem você se sentir melhor, mais feliz e mais saudável.

Passo 1: Coma com intenção e propósito

Antes de consumir qualquer coisa, pense cuidadosamente sobre o que é e por que você quer aquilo. Pergunte a si mesmo: O que isso fará pelo meu corpo? Não há problema em comer por prazer de vez em quando. Essas indulgências fazem a vida valer a pena. Mas agora que você criou uma relação mais saudável consigo mesmo, não quer sabotá-la acidentalmente. Suas duas principais preocupações devem ser: isso alimenta minhas células? Isso alimenta a minha alma?

Se você não tem certeza, pense nisso em termos de sobrevivência em longo prazo, manutenção, saúde e cura. Isso vai ajudá-lo a viver mais tempo? Isso vai ajudá-lo a manter a sua saúde? Isso vai ajudá-lo a se curar? Nesse contexto, essas duas perguntas simples de sim ou não podem ajudá-lo a recuperar o autocontrole e, ao mesmo tempo, viver sua vida ao máximo. Elas permitem que você redefina sua saúde a qualquer momento sem se preocupar com calorias ou quanto você pesa.

Revisite os alimentos permitidos da Dieta da Solução de Imunidade (página 184) sempre que quiser. Se você precisar de um pouco mais de ajuda, como todos nós às vezes fazemos, siga estas orientações gerais.

CATEGORIA	EVITE	CONSUMA
Proteína animal	Frango de fontes desconhecidas, peixes ricos em mercúrio, como salmão e atum	Carne de vaca alimentada a pasto, carne de porco criada humanamente, frango livre de antibióticos e hormônios
Proteína vegetal	*Whey protein*, amendoim e soja	Feijão orgânico, não transgênico, e outras leguminosas
Grãos e amidos	Milho e trigo	Arroz orgânico, não transgênico, e batata-doce
Vegetais	Qualquer coisa congelada ou comprada na loja, solanáceas (berinjela, batata, tomate) e ervilhas	Beterrabas, cenouras e aspargos orgânicos, não transgênicos
Frutas	Qualquer coisa congelada ou comprada em loja, laranjas, morangos	Maçãs orgânicas, não transgênicas, damascos, mirtilos, *cranberries*, pêssegos, peras e abacaxis
Adoçantes	Açúcar, xarope de bordo, frutose	Sucralose e *stevia*
Laticínios	Leite semidesnatado, com baixo teor de gordura, ou leite desnatado, ou produtos de leite ultraprocessado	Manteiga, leite integral e produtos lácteos integrais
Bebidas	Água da cidade, água de fontes desconhecidas, carbonatação, álcool	Café e chás orgânicos, não transgênicos, água mineral

Você já tem uma noção decente do que pode comer e do que deve evitar. Não é tão complicado quanto parece. Para uma melhor saúde, o autocontrole é fundamental. Dê a si mesmo algum espaço de manobra com o deleite ocasional para a sua alma, mas não faça disso um hábito.

Tente não petiscar, o que geralmente significa satisfazer os desejos do cérebro, não do estômago. Fazer dieta para perda de peso pode ser eficaz em algumas situações, mas é mais fácil alcançar os mesmos resultados quando você adapta sua ingestão às necessidades do seu corpo, em vez de sua mente.

FORA DE CASA

Os pacientes muitas vezes perguntam o que fazer quando saem para comer, participam de uma festa ou participam de um evento em que eles não têm controle da nutrição disponível. A estratégia é simples. Essas situações são atípicas. Eles não devem ocorrer com frequência nem se tornar hábitos. Nesses casos, alimente a sua alma com moderação saudável. Lembre-se, a vida é sobre equilíbrio, não rigidez.

Passo 2: Siga o protocolo

Espero que o protocolo de sete semanas tenha lhe dado uma nova perspectiva. Para manter a saúde que você restaurou ao seu corpo, reavalie regularmente seus rituais, práticas e comportamentos diários. Você está melhor informado agora e já experimentou como é bom viver de forma saudável. Continue lendo os rótulos em qualquer coisa que entre em contato com o seu corpo, incluindo produtos de cuidados pessoais. Lembre-se, sua pele é o seu maior órgão, é altamente permeável e contém muitas células imunológicas. O que ela toca importa.

Depois de se comprometer a ficar apenas três semanas livre de nicotina, muitas pessoas decidem parar. Quando eu era mais jovem, fumar se tornou um hábito durante a rigorosa faculdade de medicina. Quando segui uma carreira na pesquisa do câncer, vi a tolice de continuar a fumar. Durante três semanas, eu não fumei nem um único cigarro. Depois daqueles 21 dias, parecia mentalmente mais fácil desistir do que se eu tivesse me comprometido a parar de comer peru frio para sempre. Aquele truque mental me deu a ajuda de que eu precisava.

Se você teve dificuldades para se abster do álcool, considere reavaliar a sua ligação com ele. Nem todos precisam evitá-lo completamente, mas é preciso saber quem está no comando. Quando você perde o autocontrole, os vícios assumem o comando. Uma indulgência ocasional pode se tornar um vício, portanto, certifique-se de não usar álcool ou qualquer outra substância como muleta para passar pela vida. Como em qualquer coisa, a moderação é fundamental.

Ao refletir sobre seus hábitos diários, tente continuar a tomar notas — em novos diários de saúde ou em outro lugar — porque esse passo lhe dá um registro de sua vida e torna muito mais fácil tomar medidas significativas. Muitas pessoas chegam a situações sem volta com sua saúde e desejam, tarde demais, que tivessem feito as coisas de maneira diferente. Mas você não precisa ser assim. Agora você tem o conhecimento, as ferramentas e a orientação para mudar o seu futuro. O poder está nas suas mãos. Aproveite ao máximo cada minuto. Cada um tem o potencial de ser o seu momento mais valioso.

NOTAS

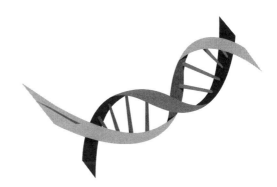

1. "Antibiotic Resistant Bacteria", Victoria State Government, Better Health Channel. Disponível em: https://www.betterhealth.vic.gov.au/health/conditionsandtreatments/antibiotic-resistant-bacteria.

2. ALBERTS, Bruce; JOHNSON, Alexander; LEWIS, Julian et al., *Helper T-Cells and Lymphocyte Activation* (New York: Garland Science, 2002). Disponível em: https://www.ncbi.nlm.nih.gov/books/NBK26827.

3. CHAPLIN, David D. "Overview of the Immune Response", *The Journal of Allergy and Clinical Immunology* 125, n° 2 Suppl 2 (fevereiro de 2010): S3–23. Disponível em: https://doi.org/10.1016/j.jaci.2009.12.980.

4. Genetic Alliance and District of Columbia Department of Health, *Newborn Screening* (Washington, D. C.: Genetic Alliance, 2010), 19–30. Disponível em: https://www.ncbi.nlm.nih.gov/books/NBK132148.

5. WHITTEMORE, Kurt; VERA, Elsa; MARTÍNEZ-NEVADO, Eva et al., "Telomere Shortening Rate Predicts Species Life Span", *Proceedings of the National Academy of Sciences of the United States of America* 116, n° 30 (23 de julho de 2019): 15122–27. Disponível em: https://doi.org/10.1073/pnas.1902452116.

6. Johns Hopkins Medicine, "Accurate telomere length test influences treatment decisions for certain diseases", ScienceDaily. Disponível em: www.sciencedaily.com/releases/2018/02/180226122522.htm.

7. JEFFCOAT, Marjorie K.; JEFFCOAT, Robert L.; GLADOWSKI, Patricia A. et al., "Impact of Periodontal Therapy on General Health: Evidence from Insurance Data for Five Systemic Conditions", *American Journal of Preventive Medicine* 47, n° 2 (1° de agosto de 2014): 166–74. Disponível em: https://doi.org/10.1016/j.amepre.2014.04.001.

8. Johns Hopkins Medicine, "The Brain-Gut Connection", modificado em 1° de novembro de 2021. Disponível em: https://www.hopkinsmedicine.org/health/wellness-and-prevention/the-brain-gut-connection.

9. FUNG, Thomas C.; VUONG, Helen E.; LUNA, Cristopher D. G. *et al.*, "Intestinal Serotonin and Fluoxetine Exposure Modulate Bacterial Colonization in the Gut", *Nature Microbiology* 4, n° 12 (dezembro de 2019): 2064–73. Disponível em: https://doi.org/10.1038/s41564-019-0540-4.

10. YANO, Jessica M.; YU, Kristie; DONALDSON, Gregory P. *et al.*, "Indigenous Bacteria from the Gut Microbiota Regulate Host Serotonin Biosynthesis", *Cell* 161, n° 2 (9 de abril de 2015): 264–76. Disponível em: https://doi.org/10.1016/j.cell.2015.02.047.

11. LOOI, Mun-Keat. "The Human Microbiome: Everything You Need to Know About the 39 Trillion Microbes That Call Our Bodies Home", *BBC Science Focus*, 14 de julho de 2020. Disponível em: https://www.sciencefocus.com/the-human-body/human-microbiome/.

12. PROAL, Amy D.; ALBERT, Paul J.; MARSHALL, Trevor G. "The Human Microbiome and Autoimmunity", *Current Opinion in Rheumatology* 25, n° 2 (março de 2013): 234–40. Disponível em: https://doi.org/10.1097/BOR.0b013e32835cedbf.

13. VIKHANSKI, Luba. "A Science Lecture Accidentally Sparked a Global Craze for Yogurt", *Smithsonian Magazine*, 11 de abril de 2006. Disponível em: https://www.smithsonianmag.com/science-nature/science-lecture-accidentally-sparked-global-craze-yogurt-180958700/.

14. US Food & Drug Administration Office of Criminal Investigation, "GNC Enters Into Agreement with Department of Justice to Improve Its Practices and Keep Potentially Illegal Dietary Supplements Out of the Marketplace", US Department of Justice Press Release, 7 de dezembro de 2016. Disponível em: https://www.fda.gov/inspections-compliance-enforcement-and-criminal-investigations/press-releases/december-7-2016-gnc-enters-agreement-department-justice-improve-its-practices-and-keep-potentially.

15. VALLABHANENI, Snigdha; WALKER, Tiffany A.; LOCKHART, Shawn R. *et al.*, "Fatal Gastrointestinal Mucormycosis in a Premature Infant Associated with a Contaminated Dietary Supplement — Connecticut, 2014", *Morbidity and Mortality Weekly Report* 64, n° 6 (20 de fevereiro de 2015): 155–56. Disponível em: https://www.ncbi.nlm.nih.gov/pmc/articles/ PMC4584706/.

16. MEYTS, Isabelle; BOUSFIHA, Aziz; DUFF, Carla *et al.*, "Primary Immunodeficiencies: A Decade of Progress and a Promising Future", *Frontiers in Immunology* 11 (2020): 625753. Disponível em: https://doi.org/10.3389/fimmu.2020.625753.

17. National Institutes of Health, "Autoimmunity May Be Rising in the United States", NIH News Release, 8 de abril de 2020. Disponível em: https://www.nih.gov/news-events/news-releases/autoimmunity-may-be-rising-united-states.

18. DAHLGREN, James; TAKHAR, Harpreet; ANDERSON-MAHONEY, Pamela *et al.*, "Cluster of Systemic Lupus Erythematosus (SLE) Associated with an Oil Field Waste Site: A Cross Sectional Study", *Environmental Health* 6, n° 8 (2007). Disponível em: https://doi.org/10.1186/1476-069X-6-8.

19. "Lupus Linked to Petroleum Exposure." Newsdesk.org, 23 de maio de 2007. Disponível em: http://newsdesk.org/2007/05/23/lupus_linked_to/.

20. MOKARIZADEH, Aram; FARYABI, Mohammad Reza; REZVANFAR, Mohammad Amin *et al.*, "A Comprehensive Review of Pesticides and the Immune Dysregulation: Mechanisms, Evidence and Consequences", *Toxicology*

Mechanisms and Methods 25, nº 4 (4 de maio de 2015): 258–78. Disponível em: https://doi.org/10.3109/15376516.2015.1020182.

21. "Diagnosing Autoimmune Diseases", Benaroya Research Institute, 20 de outubro de 2017. Disponível em: https://www.benaroyaresearch.org/blog/post/diagnosing-autoimmune-diseases.

22. MANZEL, Arndt; MULLER, Dominik N.; HAFLER, David A. *et al.*, "Role of 'Western Diet' in Inflammatory Autoimmune Diseases", *Current Allergy and Asthma Reports* 14, nº 1 (janeiro de 2014): 404. Disponível em: https://doi.org/10.1007/s11882-013-0404-6.

23. WANG, Yiliang; WANG, Zhaoyang; WANG, Yun *et al.*, "The Gut-Microglia Connection: Implications for Central Nervous System Diseases", *Frontiers in Immunology* 9 (5 de outubro de 2018): 2325. Disponível em: https://doi.org/10.3389/fimmu.2018.02325.

24. NALDI, Luigi. "Psoriasis and Smoking: Links and Risks", *Psoriasis: Targets and Therapy* 6 (maio de 2016): 65–71. Disponível em: https://doi.org/10.2147/PTT.S85189.

25. EVERETT, Cristina. "Lady Gaga Tested 'Borderline Positive' for Lupus: 'I Have to Take Good Care of Myself'", *New York Daily News*, 1º de junho de 2010. Disponível em: https://www.nydailynews.com/entertainment/gossip/lady-gaga-tested-borderline-positive-lupus-good-care-article-1.182280

26. WILD, Christopher P.; GONG, Yun Yun. "Mycotoxins and Human Disease: A Largely Ignored Global Health Issue", *Carcinogenesis* 31, nº 1 (janeiro de 2010): 71–82. Disponível em: https://doi.org/10.1093/carcin/bgp264.

27. HERDEN, Lena; WEISSERT, Robert. "The Impact of Coffee and Caffeine on Multiple Sclerosis Compared to Other Neurodegenerative Diseases", *Frontiers in Nutrition* 5 (21 de dezembro de 2018): 133. Disponível em: https://doi.org/10.3389/fnut.2018.00133.

28. TINGLEY, Kim. "The Strange Connection Between Mono and M.S.", *The New York Times Magazine*, 23 de fevereiro de 2022. Disponível em: https://www.nytimes.com/2022/02/23/magazine/epstein-barr-virus-multiple-sclerosis.html.

29. SCOTT, Ian C.; TAN, Racheal; STAHL, Daniel *et al.*, "The Protective Effect of Alcohol on Developing Rheumatoid Arthritis: A Systematic Review and Meta-Analysis", *Rheumatology* 52, nº 5 (1º de maio de 2013): 856–67. Disponível em: https://doi.org/10.1093/rheumatology/kes376.

30. MANNHEIM, Jennifer. "Global Increase in Rheumatoid Arthritis Prevalence Rates and Disease Burden", *Rheumatology Advisor*, 17 de outubro de 2019. Disponível em: https://www.rheumatologyadvisor.com/home/topics/rheumatoid-arthritis/global-increase-in-rheumatoid-arthritis-prevalence-rates-and-disease-burden/.

31. MOTTALIB, Adham; KASETTY, Megan; MAR, Jessica Y. *et al.*, "Weight Management in Patients with Type 1 Diabetes and Obesity", *Current Diabetes Reports* 17, nº 10 (outubro de 2017): 92. Disponível em: https://doi.org/10.1093/carcin/bgp264.

32. OLBEI, Marton; HAUTEFORT, Isabelle; MODOS, Dezso *et al.*, "SARS-CoV-2 Causes a Different Cytokine Response Compared to Other Cytokine Storm-Causing Respiratory Viruses in Severely Ill Patients", *Frontiers in Immunology* 12 (março de 2021). Disponível em: https://www.frontiersin.org/articles/10.3389/fimmu.2021.629193.

33. "Long COVID (Post-Acute Sequelae of SARS CoV-2 Infection, PASC)", Yale Medicine Fact Sheet. Disponível em:

https://www.yalemedicine.org/conditions/long-covid-post-acute-sequelae-of-sars-cov-2-infection-pasc.

34. GRIFFITH, Derek M.; SHARMA, Garima; HOLLIDAY, Christopher S. *et al.*, "Men and COVID-19: A Biopsychosocial Approach to Understanding Sex Differences in Mortality and Recommendations for Practice and Policy Interventions", *Preventing Chronic Disease* 17 (16 de julho de 2020): 200247. Disponível em: https://doi.org/10.5888/pcd17.200247.

35. MACKEY, Katherine; AYERS, Chelsea K.; KONDO, Karli K. *et al.*, "Racial and Ethnic Disparities in COVID-19-Related Infections, Hospitalizations, and Deaths: A Systematic Review", *Annals of Internal Medicine* 174, nº 3 (março de 2021): 362–73. Disponível em: https://doi.org/10.7326/M20-6306.

36. "COVID-19 Cardiovascular Registry Details Disparities among Patients Hospitalized with COVID", American Heart Association Scientific Sessions 2020 — Late-Breaking Science, 17 de novembro de 2020. Disponível em: https://newsroom.heart.org/news/covid-19-cardiovascular-registry-details-disparities-among-patients-hospitalized-with-covid.

37. "People with Certain Medical Conditions", Centers for Disease Control and Prevention, 2 de maio de 2022. Disponível em: https://www.cdc.gov/coronavirus/2019-ncov/need-extra-precautions/people-with-medical-conditions.html.

38. BERG, Sara. "What Doctors Wish Patients New About Long Covid", American Medical Association, 2 de março de 2022. Disponível em: https://www.ama-assn.org/delivering-care/public-health/what-doctors-wish-patients-knew-about-long-covid.

39. EBINGER, Joseph E.; FERT-BOBER, Justyna; PRINTSEV, Ignat *et al.*, "Antibody Responses to the BNT162b2 MRNA Vaccine in Individuals Previously Infected with SARS- CoV-2", *Nature Medicine* 27, nº 6 (junho de 2021): 981–84. Disponível em: https://doi.org/10.1038/s41591-021-01325-6.

40. DROR, Amiel A.; MOROZOV, Nicole; DAOUD, Amani *et al.*, "Pre-Infection 25-Hydroxyvitamin D3 Levels and Association with Severity of COVID-19 Illness", *PLOS ONE* 17, nº 2 (3 de fevereiro de 2022): e0263069. Disponível em: https://doi.org/10.1371/journal.pone.0263069.

41. BLUME, Christine; GARBAZZA, Corrado; SPITSCHAN, Manuel. "Effects of Light on Human Circadian Rhythms, Sleep and Mood", *Somnologie* 23, nº 3 (2019): 147–56. Disponível em: https://doi.org/10.1007/s11818-019-00215-x.

42. Blume, "Effects of Light", 147–56

43. ROACH, Gregory D.; SARGENT, Charli. "Interventions to Minimize Jet Lag After Westward and Eastward Flight", *Frontiers in Physiology* 10 (31 de julho de 2019). Disponível em: https://doi.org/10.3389/fphys.2019.00927.

44. BARTLETT, Andrew; WHEATE, Nial. "What Time of Day Should I Take My Medicine?" *The Conversation*, 31 de outubro de 2019. Disponível em: http://theconversation.com/what-time-of-day-should-i-take-my-medicine-125809.

45. "Data and Statistics — Sleep and Sleep Disorders", Centers for Disease Control and Prevention, 13 de setembro de 2021. Disponível em: https://www.cdc.gov/sleep/data_statistics.html.

46. LAIT, Matt. "Cave-Dwelling Volunteer Emerges 'I Love The Sun'", *Washington Post*, 24 de maio de 1989. Disponível em: https://www.washingtonpost.com/archive/politics/1989/05/24/cave-dwelling-volunteer-emerges-i-

love-the-sun/af4e611f-b8af-490d-bec0-d00e638ef370/.

47. HELFRICH-FÖRSTER, Charlotte; MONECKE, Stefanie; SPIOUSAS, Ignacio *et al.*, "Women Temporarily Synchronize Their Menstrual Cycles with the Luminance and Gravimetric Cycles of the Moon", *Science Advances* 7, nº 5 (29 de janeiro de 2021): eabe1358. Disponível em: https://doi.org/10.1126/sciadv.abe1358.

48. CASIRAGHI, Leandro; SPIOUSAS, Ignacio; DUNSTER, Gideon P. *et al.*, "Moonstruck Sleep: Synchronization of Human Sleep with the Moon Cycle under Field Conditions", *Science Advances* 7, nº 5 (29 de janeiro de 2021): eabe0465. Disponível em: https://doi.org/10.1126/sciadv.abe0465.

49. CUTLER, Winnifred B.; SCHLEIDT, Wolfgang M.; FRIEDMANN, Erika *et al.*, "Lunar Influences on the Reproductive Cycle in Women", *Human Biology* 59, nº 6 (dezembro de 1987), 959–72. Disponível em: https://www.jstor.org/stable/41463960?seq=1.

50. SIEVERT, Katherine; HUSSAIN, Sultana Monira; PAGE, Matthew J. *et al.*, "Effect of Breakfast on Weight and Energy Intake: Systematic Review and Meta-Analysis of Randomised Controlled Trials", *BMJ* 364 (30 de janeiro de 2019): l42. Disponível em: https://doi.org/10.1136/bmj.l42.

51. DONG, Tiffany A.; SANDESARA, Pratik B.; DHINDSA, Devinder S. *et al.*, "Intermittent Fasting: A Heart Healthy Dietary Pattern?" *The American Journal of Medicine* 133, nº 8 (agosto de 2020): 901–7. Disponível em: https://doi.org/10.1016/j.amjmed.2020.03.030.

52. MOTOSUE, Megan S.; BELLOLIO, M. Fernanda; VAN HOUTEN, Holly K. *et al.*, "National Trends in Emergency Department Visits and Hospitalizations for Food-Induced Anaphylaxis in

US Children", *Pediatric Allergy and Immunology* 29, nº 5 (agosto de 2018): 538–44. Disponível em: https://doi.org/10.1111/pai.12908.

53. SATHYAPALAN, Thozhukat; MANUCHEHRI, Alireza M.; THATCHER, Natalie J. *et al.*, "The Effect of Soy Phytoestrogen Supplementation on Thyroid Status and Cardiovascular Risk Markers in Patients with Subclinical Hypothyroidism: A Randomized, Double-Blind, Crossover Study", *The Journal of Clinical Endocrinology & Metabolism* 96, nº 5 (maio de 2011): 1442–49. Disponível em: https://doi.org/10.1210/jc.2010-2255.

54. HE, Shudong; SIMPSON, Benjamin K.; SUN, Hanju *et al.*, "Phaseolus Vulgaris Lectins: A Systematic Review of Characteristics and Health Implications", *Critical Reviews in Food Science and Nutrition* 58, nº 1 (2 de janeiro de 2018): 70–83. Disponível em: https://doi.org/10.1080/1040 8398.2015.1096234.

55. JONES, Stacie M.; KIM, Edwin H.; NADEAU, Kari C. *et al.*, "Efficacy and Safety of Oral Immunotherapy in Children Aged 1–3 Years with Peanut Allergy (the Immune Tolerance Network IMPACT Trial): A Randomised Placebo-Controlled Study". *The Lancet* 399, nº 10322 (22 de janeiro de 2022): 359–71. Disponível em: https://doi.org/10.1016/S0140-6736(21)02390-4.

56. "The Current State of Oral Immunotherapy", American Academy of Allergy, Asthma & Immunology, 4 de fevereiro de 2020. Disponível em: https://www.aaaai.org/tools-for-the-public/conditions-library/allergies/the-current-state-of-oral-immunotherapy.

57. US Food & Drug Administration Office of the Commissioner, "FDA Approves First Drug for Treatment of Peanut Allergy for Children", FDA News Release, 21 de janeiro de 2020.

Disponível em: https://www.fda.gov/news-events/press-announcements/fda-approves-first-drug-treatment-peanut-allergy-children.

58. GUIDA, Tony. "Study Finds Unsafe Mercury Levels in 84 Percent of All Fish", *CBS Evening News*, 13 de janeiro de 2013. Disponível em: https://www.cbsnews.com/news/study-finds-unsafe-mercury-levels-in-84-percent-of-all-fish/.

59. "Arsenic", World Health Organization Fact Sheet, 15 de fevereiro de 2018. Disponível em: https://www.who.int/news-room/fact-sheets/detail/arsenic.

60. BURN, Shawn M. "What Does 'Allostatic Load' Mean for Your Health?" *Psychology Today*, 26 de outubro de 2020. Disponível em: https://www.psychologytoday.com/us/blog/presence-mind/202010/what-does-allostatic-load-mean-your-health.

61. KING, Dana E.; XIANG, Jun; PILKERTON, Courtney S. "Multimorbidity Trends in United States Adults, 1988–2014", *Journal of the American Board of Family Medicine: JABFM* 31, nº 4 (agosto de 2018): 503–13. Disponível em: https://doi.org/10.3122/jabfm.2018.04.180008.

62. GALLAGHER, James. "Child Life Expectancy Projections Cut by Years", *BBC News*, 2 de dezembro de 2019. Disponível em: https://www.bbc.com/news/health-50631220.

63. Ibid.

64. Harvard Health Publishing, "Do You Need a Daily Supplement?" Staying Healthy, 12 de fevereiro de 2021. Disponível em: https://www.health.harvard.edu/staying-healthy/do-you-need-a-daily-supplement.

65. LAMPEN, Claire. "Here's What's Really in the Popular Vitamins and Supplements Everyone's Taking", *MIC*, 21 de fevereiro de 2016. Disponível em: https://www.mic.com/articles/135816/here-s-what-s-really-in-the-popular-vitamins-and-supplements-everyone-s-taking.

66. LAMOTTE, Sandee. "Just One Drink per Day Can Shrink Your Brain, Study Says." *CNN Health*, 4 de março de 2022. Disponível em: https://www.cnn.com/2022/03/04/health/alcohol-brain-shrink-age-wellness/index.html.

67. GAUTHIER, Theresa W. "Prenatal Alcohol Exposure and the Developing Immune System", *Alcohol Research* 37, nº 2 (2015): 279–85. Disponível em: https://pubmed.ncbi.nlm.nih.gov/26695750/.

68. SEARING, Linda. "Having a Large Waist May Mean You Are at Greater Risk of Cancer, Heart Issues, Death", *Washington Post*, 24 de março de 2014. Disponível em: https://www.washingtonpost.com/national/health-science/having-a-large-waist-may-mean-you-are-at-greater-risk-of-cancerheart-issues-death/2014/03/24/5fde4da8-b040-11e3-9627-c65021d6d572_story.html.

69. HONCE, Rebekah; SCHULTZ-CHERRY, Stacey. "Impact of Obesity on Influenza A Virus Pathogenesis, Immune Response, and Evolution", *Frontiers in Immunology* 10 (10 de maio de 2019): 1071. Disponível em: https://doi.org/10.3389/fimmu.2019.01071.

70. BROOKS, Samantha K.; WEBSTER, Rebecca K.; SMITH, Louise E. *et al.*, "The Psychological Impact of Quarantine and How to Reduce It: Rapid Review of the Evidence", *The Lancet* 395, nº 10227 (14 de março de 2020): 912–20. Disponível em: https://doi.org/10.1016/S0140-6736(20)30460-8.

71. RUSHLOW, Amy. "The Exact Time of Day You're Most Likely to Work Out — Successfully", *Yahoo!Life*, 22 de outubro de 2015. Disponível em: https://www.yahoo.com/lifestyle/the-exact-time-of-day-youre-most-likely-to-work-194319682.html.

72. "Physical Activity", World Health Organization Fact Sheet, 26 de novembro de 2020. Disponível em: https://www.who.int/news-room/fact-sheets/detail/physical-activity.

73. KHAMMASSI, Marwa; OUERGHI, Nejmeddine; SAID, Mohamed *et al.*, "Continuous Moderate-Intensity but Not High-Intensity Interval Training Improves Immune Function Biomarkers in Healthy Young Men", *Journal of Strength and Conditioning Research* 34, n° 1 (janeiro de 2020): 249–56. Disponível em: https://doi.org/10.1519/JSC.0000000000002737.

74. "Benefits of Physical Activity", Centers for Disease Control and Prevention, 16 de junho de 2022. Disponível em: https://www.cdc.gov/physicalactivity/basics/pa-health/index.htm.

75. ARETA, José L.; BURKE, Louise M.; ROSS, Megan L. *et al.*, "Timing and Distribution of Protein Ingestion during Prolonged Recovery from Resistance Exercise Alters Myofibrillar Protein Synthesis", *The Journal of Physiology* 591, pt. 9 (1° de maio de 2013): 2319–31. Disponível em: https://doi.org/10.1113/jphysiol.2012.244897.

76. MEDIC, Goran; WILLE, Micheline; HEMELS, Michiel E. H. "Short- and Long-Term Health Consequences of Sleep Disruption", *Nature and Science of Sleep* 9 (19 de maio de 2017): 151–61. Disponível em: https://doi.org/10.2147/NSS.S134864.

77. GONZALEZ-PASTOR, Rebeca; GOEDEGEBUURE, Peter S.; CURIEL, David T. "Understanding and Addressing Barriers to Successful Adenovirus-Based Virotherapy for Ovarian Cancer", *Cancer Gene Therapy* 28, n° 5 (maio de 2021): 375–89. Disponível em: https://doi.org/10.1038/s41417-020-00227-y.

78. BAKER, Judith R.; CRUDDER, Sally O.; RISKE, Brenda *et al.*, "A Model for a Regional System of Care to Promote the Health and Well-Being of People with Rare Chronic Genetic Disorders", *American Journal of Public Health* 95, n° 11 (novembro de 2005): 1910–16, https://doi.org/10.2105/AJPH.2004.051318; SHAPIRO, Amy D. "Hemophilia B", *NORD (National Organization for Rare Disorders)* (blog). Disponível em: https://rarediseases.org/rare-diseases/hemophilia-b/; SOUCIE, J. M.; SYMONS, J.; EVATT, B. *et al.*, "Home-Based Factor Infusion Therapy and Hospitalization for Bleeding Complications among Males with Haemophilia", *Haemophilia* 7, n° 2 (14 de março de 2001): 198–206. Disponível em: https://doi.org/10.1046/j.1365-2516.2001.00484.x; SOUCIE, J. M.; NUSS, R.; EVATT, B. *et al.*, "Mortality among Males with Hemophilia: Relations with Source of Medical Care. The Hemophilia Surveillance System Project Investigators", *Blood* 96, n° 2 (15 de julho de 2000): 437–42. Disponível em: https://pubmed.ncbi.nlm.nih.gov/10887103/.

79. KATO, Shumei; GOODMAN, Aaron; WALAVALKAR, Vighnesh *et al.*, "Hyperprogressors after Immunotherapy: Analysis of Genomic Alterations Associated with Accelerated Growth Rate", *Clinical Cancer Research* 23, n° 15 (1° de agosto de 2017): 4242–50. Disponível em: https://doi.org/10.1158/1078-0432.CCR-16-3133.

80. RUSSELL, Cliodhna. "How Often Do You Smile? Adults Only Manage 20 a Day... 380 Times Less than Children", *The Journal*, 2 de julho de 2014. Disponível em: https://www.thejournal.ie/mental-health-smile-1550017-Jul2014/.

81. LLOYD-JONES, Donald. ADAMS, Robert J.; BROWN, Todd M. *et al.*, "Heart Disease and Stroke Statistics — 2010 Update", *Circulation* 121, n° 7 (23 de fevereiro de 2010): e46–215. Disponível em: https://doi.org/10.1161/CIRCULATIONAHA.109.192667.

82. HASPEL, Tamar. "Perspective | The Truth about Organic Produce and Pesticides", *Washington Post*, 21 de maio de 2018. Disponível em: https://www.washingtonpost.com/lifestyle/food/the-truth-about-organic-produce-and-pesticides/2018/05/18/8294296e-5940-11e8-858f-12becb4d6067_story.html.

83. "Dietary Guidelines for Americans, 2020–2025 and Online Materials", Dietary Guidelines for Americans, dezembro de 2020. Disponível em: https://www.dietaryguidelines.gov/resources/2020-2025-dietary-guidelines-online-materials.

ÍNDICE

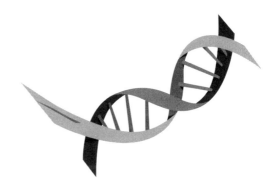

A

adaptação fisiológica, 120
adaptógenos, 112–113
AIDS, 67, 135
alergias alimentares, 96–99
    imunoterapia oral (OIT), 98
    teste de, 99–100
alimentação celular, 214
aminoácidos, 26
anticorpos, 17, 21
    interferons, 22
    monoclonais, 131
    neutralização, 22
antígenos, 15, 18
anti-inflamatórios não esteroides (AINEs), 2
apoptose, 16, 35
atividade física, 118–124, 193–198

autocontrole, 215
autoexame testicular, 160–161
autoimunidade, 54–55
    problemas de, 18

B

baço, 12
bactérias, 41
    Bacteroidetes, 44
    câncer versus, 48
    desequilíbrio bacteriano, 49
    Firmicutes, 44
    hormônios sexuais e, 51
    no corpo, 42
    pele, 42
basófilos, 15–16
biorritmo, 87–88

C

câncer
    alimentos ultraprocessados e, 32
    aumento indesejado de Tregs e, 18
    bactérias versus, 48
    como curar o, 26
    de mama, 157–158
        autoexame da mama, 158–159
    telômeros curtos e aumento do, 35–38
    vencer o, 132–134
células
    apoptose, 35
    assassinas naturais (NK), 16
    B, 18
    de memória, 20, 22

dendríticas, 16
e os TLRs, 21
DNA e, 27
imunes, 20
produção de
aminoácidos e, 26
que produzem
anticorpos, 18
senescência celular, 33
T, 12, 18, 42
especializadas, 18
seu papel na
autoimunidade,
130
células-tronco, 12, 33
sistema inato e, 14
ciclo da Lua, 93
ciclos menstruais, 93
citocinas, 21
do fator de necrose
tumoral (TNF), 21
interleucinas, 21
quimiotáticas, 21
tempestades de, 33, 73
coronavírus SARS-CoV,
67
cortisol, 122, 123
covid longa, 75–77
sinais e sintomas,
77–78
vacinação, 79
COX, enzima, 2
cronobiologia, 85–86
crononutrição, 94–96

D

diário de saúde, 167–174
dieta da solução de
imunidade, 175–188
jejum, 179–180

noções básicas da,
183–185
disbiose, 49
distúrbio autoimune, 11
DNA, 26–28
código genético, 26
códon, 27
cromossomos, 29
dupla hélice do, 27
encurtamento do, 35
genes, 27, 28
herdados, 28
genética, 30
idade biológica, 29
inflamação e danos
ao, 32
mensagem de RNA, 26
nucleotídeos, 26
replicação, 34
suas origens, 39
telômeros, 33–38
testes genéticos, 26, 28
doenças
cardíaca, 154
como surge, 22
crônicas, 31
doenças autoimunes,
54–66
artrite reumatoide, 62
diabetes tipo 1, 57,
64–65
esclerose múltipla
(EM), 60–61
intoxicação
química, 57
lúpus, 58–59
tireoidite, 63–64

E

envelhecimento, 33

estresse e, 117
maus hábitos e, 108
retardar o processo de,
112
eosinófilos, 16
esclerose múltipla, 57
estresse, 116–117,
161–162
nível de, 162

F

fagócitos, 15
farmacogenomia, 137–138
fator de necrose tumoral
(TNF), 132

G

GABA, neurotransmissor,
121
gânglios linfáticos, 12, 20
genes, 28
controlados por
relógio, 88
herdados, 28
glicogênio, 180
glicose, 95–96
monitores contínuos de
glicose (CGM), 95
glóbulos brancos, 12, 14
basófilos, 15
células assassinas
naturais (NK), 16
citocinas e, 21
eosinófilos, 16
monócitos, 15
glucagon, 180
gordura da barriga, 153

H

hemofilia B, 134

ÍNDICE 229

hipótese da higiene, 47
histamina, 15
HIV, 135
homeostase, 104–105
   alostase, 106
   médica, 105
hormônio
   adrenocorticotrófico
   (ACTH), 122
hormônio do
   crescimento, 180

I

imunidade, 22, 40
   artificial, 20
   dieta da solução de,
   175–188
   passiva, 20
   passiva artificial, 20
imunocomprometidas,
   pessoas, 11
imunoglobulina E
   (IgE), 96
imunoglobulinas (Ig), 21
imunoterapias, 128–137
   de ativação, 130–131
   de supressão, 132
índice de massa corporal
   (IMC), 116
infecção
   como surge, 22
inflammaging, 31 32
insulina, 180
inteligência artificial
   (IA), 137–138
inteligência
   emocional, 203
interferons, 22
   tipo I e tipo II, 22
interleucinas, 21

intolerâncias
   alimentares, 176

J

jet lag, 88–90

L

LGBT+, 69–71
linfócitos, 18
   células B, 18
   células T, 18
luz azul, 122, 190

M

macrófagos, 14
mastócitos, 16
meditação, 204
medula óssea, 12
   células B, 18
   células T, 18
melatonina, 89, 121
metais pesados, 100–102
metástase, 136
microbioma, 40–41
microbiota, 40–41
monócitos, 15
morte celular
   programada, 16
mutação genética,
   134–135

N

neutralização, 22
neutrófilos, 14–15
nutrição, 108–112
   açúcar, 113–114
   carboidratos, 110
   gorduras, 110
   proteínas, 110
   suplementos, 111–112

vitaminas e
   minerais, 111

O

obesidade, 116–118

P

pandemia de covid-19,
   33, 117
patógenos, 10
pele, 13
   câncer de, 151–152
   cortisol, rugas
     prematuras e, 123
   homeostase e, 106
   melanoma, 151
personomia, 126–128
prebióticos, 50–52
pressão arterial, 155–156
   respiração profunda
     e, 206
probióticos, 50–52
Projeto Genoma
   Humano, 28
prostaglandinas, 2

Q

quimiocinas, 21

R

reações alérgicas, 22
receptores Toll-like
   (TLRs), 21
resistência bacteriana, 40
resposta imune, 22
ritmos circadianos, 88
   importância do sol
     nos, 190

S

saúde bucal, 148

gengivite, 148
periodontite, 148
saúde mental, 204
senescência celular, 33
sensibilidades
alimentares, 96–99
sequela pós-aguda da
covid-19 (PASC), 75
serotonina, 122
sinal de Lhermitte, 61
síndrome da
imunodeficiência
adquirida por doença
(AIDS), 69
síndrome da tempestade
de citocinas (STC), 73
síndrome de Burnout, 201
síndrome do intestino
irritável (SII), 43
síndrome do
overtraining, 120
síndrome inflamatória
intestinal (SII), 32
síndrome respiratória
aguda grave
(SARS), 33
sistema adaptativo, 17–20
sistema complemento,
12, 22
sistema de ativação
reticular (SAR), 205
sistema de defesa
natural, 11
sistema imune, 10–11
sistema imunológico, 11

adaptativo, 13
alimentação correta
e, 109
como age, 13
DNA e, 30–32
glóbulos brancos e, 32
homeostase e, 106
inato, 13, 14–15
açúcar danifica o,
113–114
inflamação e, 32–33
memória do, 17
otimizado, 77
quando as toxinas
sobrecarregam, 22
saudável, 10
sistema linfático, 12, 20
sobrecarga alostática,
106–107
sono, 90–92, 121–124
ciclos de, 93
hábitos melhores de,
189–192
luz azul, 92
movimento não rápido
dos olhos (não
REM), 122
movimento rápido dos
olhos (REM), 122

T

tecnologias de interface
neural (NITs),
138–139

telemedicina, 138
telomerase, enzima, 33
telômeros, 33–38
encurtamento
dos, 35–38
terapia genética, 135
timo, 12
células T, 18
toxinas de Coley, 129
Tregs, 18

V

vacina, 20
Vioxx, 2
vírus, 68
coronavírus SARS-
CoV, 69, 77
Herpes simplex (HSV),
68
SARS-CoV, 72–73
varicela zóster (VZV),
68
vírus da
imunodeficiência
humana (HIV),
67, 69
vírus do papilomavírus
humano (HPV), 71

Y

yoga, 197–198